Hèla Ben Jmaà
Rim Karray

Aneurismas da aorta de origem inflamatória

Hèla Ben Jmaà
Rim Karray

Aneurismas da aorta de origem inflamatória

Aneurismas inflamatórios da aorta

ScienciaScripts

Imprint

Any brand names and product names mentioned in this book are subject to trademark, brand or patent protection and are trademarks or registered trademarks of their respective holders. The use of brand names, product names, common names, trade names, product descriptions etc. even without a particular marking in this work is in no way to be construed to mean that such names may be regarded as unrestricted in respect of trademark and brand protection legislation and could thus be used by anyone.

Cover image: www.ingimage.com

This book is a translation from the original published under ISBN 978-620-6-71936-6.

Publisher:
Sciencia Scripts
is a trademark of
Dodo Books Indian Ocean Ltd. and OmniScriptum S.R.L publishing group

120 High Road, East Finchley, London, N2 9ED, United Kingdom
Str. Armeneasca 28/1, office 1, Chisinau MD-2012, Republic of Moldova, Europe
Printed at: see last page
ISBN: 978-620-7-97953-0

Aneurismas da aorta de origem inflamatória

I.   Introdução :

A aortite inflamatória é uma doença caracterizada pela infiltração da parede da aorta por células inflamatórias responsáveis pela desorganização das túnicas arteriais, podendo levar a estenose, trombose e/ou ectasia vascular [1].

Estas complicações podem envolver a própria aorta, mas também seus principais ramos [1].

A doença de Takayasu, a doença de Horton e a doença de Behçet são as três principais causas de aortite inflamatória [1].

O diagnóstico positivo da aortite inflamatória permanece difícil, e sua evolução espontânea pode ser marcada pela ocorrência de diversas complicações. O tratamento da aortite inflamatória é diferente dos outros tipos de aortite e o prognóstico é grave, com risco de vida para os pacientes [1].

O tratamento cirúrgico convencional combinado com terapia prévia com corticosteróides tem sido tradicionalmente a base do tratamento [1]. Nos últimos anos, o tratamento endovascular destas condições tem sido desenvolvido, levando a uma redução na morbidade e mortalidade.

O diagnóstico da doença de Takayasu é baseado nos critérios de Ishikawa [2].

O diagnóstico da doença de Behçet baseia-se nos critérios do Grupo Internacional de Investigação da Doença de Behçet [3].

II.   Etiologias :

As vasculites inflamatórias mais comuns que afectam a aorta são a doença de Horton, a doença de Takayasu e a doença de Behçet [1].

O envolvimento inflamatório da aorta também tem sido descrito na doença de Buerger, doença de Kawasaki, síndrome de Cogan, espondilite anquilosante, sarcoidose e lúpus eritematoso sistémico [4].

1- Doença de Takayasu:

A doença de Takayasu é uma arterite inflamatória dos vasos de grande e médio calibre, afectando principalmente a aorta, os seus principais ramos divisores e as artérias pulmonares [5].

Conduz frequentemente a estenose, trombose e, por vezes, à formação de aneurismas [6].

2- Doença de Behçet :

A doença de Behçet é uma vasculite sistémica que progride em recaídas. Está associada a aftose bipolar oral-genital, uveíte e manifestações sistémicas, nomeadamente cutâneas, articulares, neurológicas e vasculares (angio-Behçet) [1].

A Angio-Behçet é dominada pela tromboflebite [7]. O envolvimento arterial é raro, e resulta em lesões agudas que levam a aneurismas e oclusões arteriais. Afecta principalmente os grandes troncos, em particular a aorta, artérias renais, artéria poplítea e artéria pulmonar [8].

3- Doença de Horton [1, 9] :

A doença de Horton é uma doença arterial das artérias de grande e médio calibre. Afecta principalmente a artéria carótida externa e os seus ramos.

I- Epidemiologia :

1- Doença de Takayasu :

A doença de Takayasu é uma forma muito rara de arterite [5]. A existência de algumas grandes séries que incluem doentes da Ásia [10, 11], África [12], Índia [6] e América Central [13] sugeriu que a prevalência da doença pode ser mais elevada nestes grupos étnicos.

O seu pico de incidência é normalmente na segunda ou terceira década de vida [5, 14]. No entanto, as formas pediátricas e as formas após os 40 anos de idade não são invulgares [15, 16].

O envolvimento da aorta é extremamente comum, ocorrendo em 40-70% dos pacientes com doença de Takayasu [17]. L. Arnaud et al [5] relataram uma série francesa, num único centro, de 82 pacientes com arterite de Takayasu. Num estudo norte-americano, a incidência foi estimada em 2,6 casos/milhão/ano [18].

2- Doença de Behçet :

A doença de Behçet é mais comum na bacia mediterrânica. Afecta mais frequentemente jovens adultos com idades compreendidas entre os 20 e os 40 anos, que não têm factores de risco cardiovascular [8]. Os homens são significativamente mais afectados do que as mulheres.

O envolvimento arterial afecta 1 a 2% dos doentes [19]. Os aneurismas são mais comuns que as oclusões. O envolvimento da aorta é o mais comum, seguido do envolvimento ilíaco e femoral.

Os aneurismas da aorta abdominal sub-renal são uma das localizações mais frequentes dos aneurismas arteriais na doença de Behçet. Podem estar associados a outras localizações aneurismáticas, nomeadamente nas artérias pulmonares, artérias femorais e artérias poplíteas. Os aneurismas podem estar associados a oclusões arteriais [20].

3- Doença de Horton :

A doença de Horton tende a afetar indivíduos idosos, com predomínio de mulheres [1,21]. O envolvimento da aorta é raro na doença de Horton [22].

Evans et al [23], em estudo retrospetivo de 1.330 pacientes com doença de Horton, observaram 3% de acometimento da aorta.

Noutras séries históricas retrospectivas, o envolvimento da aorta foi descrito em 3 a 18% dos casos [21].

III. Estudo clínico :
1- Doença de Takayasu :

A doença de Takayasu pode apresentar-se com sinais gerais e/ou manifestações isquémicas polimorfas, reflectindo a formação progressiva de estenoses na árvore arterial [5]. Classicamente evolui em 2 fases: a fase sistémica ou pré-oclusiva e a fase oclusiva [6].

Durante a fase sistémica ou pré-oclusiva, surgem sinais gerais inespecíficos.

As manifestações neurológicas reflectem a existência de isquémia transitória ou permanente do sistema nervoso central, associada a lesão do arco aórtico e dos troncos supra-aórticos [1, 5].

A lesão isquémica do tronco celíaco e das artérias mesentéricas pode levar à angina digestiva, que se manifesta por uma dor abdominal atípica ou por uma dor associada à alimentação.

A localização preferida é a AMS, que é frequentemente afetada numa área longa [24].

O diagnóstico pode ser orientado por manifestações cutâneas como :

- Hipodermatite nodular

- Eritema nodoso

- Úlceras cutâneas

- Pioderma gangrenoso

Um sopro diastólico no foco aórtico é encontrado em 5 a 30% dos casos [5]. O exame físico revela insuficiência aórtica devido à lesão inflamatória da aorta ascendente e espessamento da sigmoide aórtica [6].

Pode também revelar um défice sensório-motor associado a um acidente vascular cerebral isquémico.

O exame do fundo do olho pode revelar retinopatia hipertensiva em doentes com hipertensão [25].

Os sinais dermatológicos mais comuns são nódulos subcutâneos palpáveis nos membros inferiores. O eritema nodoso também pode revelar a doença.

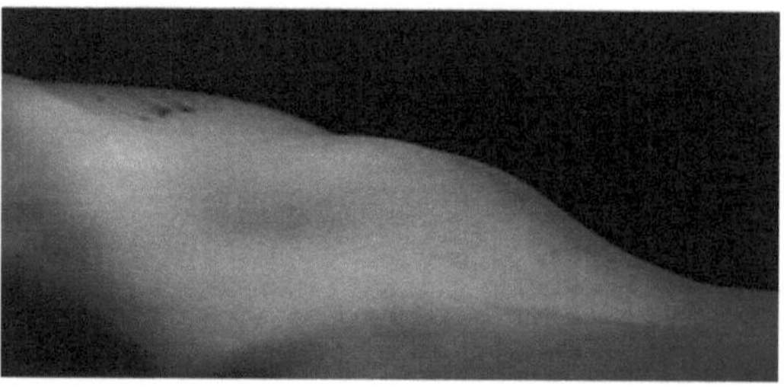

Figura 1: Fotografia de uma curva abdominal.

2- Doença de Behçet :

A febre moderada, isolada ou associada a astenia, pode ser registada no início de um surto [26]. As úlceras bucais recorrentes são normalmente o sintoma inicial que leva os doentes a procurar assistência médica. São úlceras pequenas e dolorosas que ocorrem em surtos isolados ou múltiplos.

Outras manifestações cutâneas incluem :

- Eritema nodoso

- Pseudofoliculite

- Nódulos de acne

- Tromboflebite superficial migratória

- Hiperreactividade cutânea específica às agressões ao epitélio (quer se trate de injecções, de arranhões superficiais ou de reacções intradérmicas a diversos antigénios) [27].

Os doentes com lesões oculares apresentam sintomas variáveis, incluindo:

- Visão turva

- Dor nos olhos

- Fotofobia

O envolvimento das articulações manifesta-se como artralgia. Ocorre frequentemente numa fase precoce e pode preceder os outros sintomas em vários anos [28].

A dor nos membros inferiores sob a forma de claudicação intermitente pode indicar lesões arteriais periféricas ou da aorta.

O edema de um membro inferior secundário a uma trombose venosa profunda pode também revelar a doença.

O exame físico pode também revelar uma abolição de um ou mais pulsos periféricos, ou um sopro numa via vascular. A arritmia à auscultação cardíaca pode complicar a doença valvular.

Os danos neurológicos podem assumir várias formas:

- Um quadro de meningite ou meningoencefalite

- Lesões do parênquima cerebral que resultam num quadro de acidente vascular isquémico permanente ou temporário: hemiplegia, afasia, etc.

- Trombose venosa cerebral

O exame dermatológico pode revelar aftas orais e genitais, eritema nodoso, pseudofoliculite necrótica, nódulos acneiformes e hiperreactividade cutânea.

A uveíte anterior pode ser fugaz e clinicamente quiescente. Pode ser visível apenas num exame com lâmpada de fenda.

O envolvimento da aorta também pode ser descoberto por acaso no exame clínico, na ecografia ou na TAC abdominal.

3- Doença de Horton: [29]

A doença de Horton é caracterizada por :

- Angiodinia, nomeadamente cefaleias localizadas de início recente

- Anomalias clínicas da artéria temporal

- Sintomas oculares (amaurose fugaz, diplopia)

- Claudicação ou trismo da mandíbula

- Claudicação da língua ou ao engolir

- Sinais respiratórios (tosse seca)

- Síndrome do arco aórtico e lesão das artérias vertebrais e do tronco basilar, que pode levar a um acidente vascular cerebral (hemiplegia, hemiparesia, afasia, etc.).

- Uma febre

- Artralgia

- Mialgia

De acordo com a experiência do grupo de Amien e Rouen [30], a aortite na doença de Horton é assintomática em 77% dos casos, ou pode ser revelada por dispneia, dor abdominal ou dor nas costas. Não é geralmente acompanhada pela presença de uma massa pulsátil, sopro aórtico ou sopro vascular.

O exame clínico é pobre e pode revelar uma abolição do pulso temporal ou uma artéria temporal protuberante e inflamada. Os sintomas da doença inflamatória da aorta dependem do território vascular afetado, do tipo de lesão da aorta (aneurismática ou oclusiva) e da sua localização.

IV.   Testes adicionais:

O maior desenvolvimento deve-se à utilização de métodos de imagem não invasivos actuais, como a ecografia Doppler [31], o angioscanner [32], a RMN e a angiografia por RMN para diagnosticar e monitorizar a doença [33].

1- Biologia :

Não existe um marcador de diagnóstico biológico específico para a doença de Takayasu, que se caracteriza pela presença de sinais inflamatórios gerais inespecíficos [5, 34]. O aumento da velocidade de sedimentação (VS) e da PCR são indicadores da atividade da doença, e a sua diminuição ou mesmo normalização é indicativa da eficácia do tratamento ou da quiescência da doença [35]. No entanto, um VS normal não exclui a doença, e as lesões vasculares podem continuar a progredir apesar de um VS normal [36].

Na doença de Behçet, as anomalias biológicas que podem ser observadas são :

- Uma aceleração frequentemente significativa da velocidade de sedimentação, geralmente > 50 na primeira hora.

- Hiperleucocitose com predomínio de neutrófilos.

- A linfopenia é frequente.

- Um aumento das globulinas alfa-2 e das globulinas gama, especialmente Ig M, Ig G e Ig A [37].

- Os complexos imunes circulantes são encontrados em 40-60% dos casos e os seus níveis estão correlacionados com a atividade da doença. Os complexos imunes Ig G e Ig M aumentam em paralelo com a atividade da doença, enquanto os complexos Ig A diminuem [37, 38].

A doença de Horton não é acompanhada por quaisquer anticorpos reconhecidos, com exceção dos anticorpos anti-cardiolipina em menos de um terço dos casos [29].

2- Radiografia do tórax :

Um aneurisma da aorta torácica pode ser detectado através de uma radiografia anual do tórax [39].

3- Eco-Doppler :

Permite o estudo preciso dos troncos supra-aórticos, artérias dos membros, artérias renais, artérias digestivas e por vezes da aorta abdominal [40]. No entanto, o estudo dos vasos abdominais é possível, embora tecnicamente dificultado pela interposição de estruturas digestivas [40].

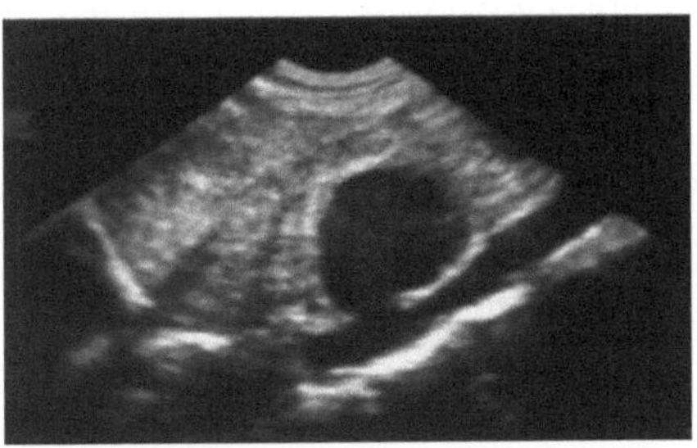

Figura 2: Ecografia com Doppler mostrando um grande aneurisma sacular da aorta abdominal, provavelmente fissurado [40].

A ultrassonografia abdominal com Doppler pode ser usada para mostrar o aneurisma da aorta, especificando :

- Forma: fusiforme ou saciforme

- Dimensões: diâmetro anteroposterior e transversal

- O seu conteúdo

- A sua localização acima ou abaixo do rim

- A sua natureza inflamatória: com uma parede aórtica espessada e calcificada, e uma ganga hipoecogénica homogénea cobrindo a parede anterior do aneurisma [41].

- A presença ou ausência de complicações:

• Fissuração, mostrando um hematoma peri-arterial visível como uma camada ecogénica localizada, ténue e frequentemente heterogénea.

• Rutura aneurismática, mostrando uma imagem anecóica, mal circunscrita, da adição do canal circulante, projectando-se para fora do contorno arterial [42].

No entanto, a ecografia é menos eficaz do que a TC e a RM para diagnosticar a natureza inflamatória dos aneurismas e para diagnosticar complicações.

Na doença de Horton, esta técnica também pode ser utilizada para visualizar um halo hipoecogénico na artéria temporal superficial ou em vasos de grande calibre [43, 44]. Segundo Shmidt et al [43], a presença desse halo indica edema inflamatório relacionado a um sítio específico da doença de Horton. No entanto, este sinal está longe de ser constante [45, 46].

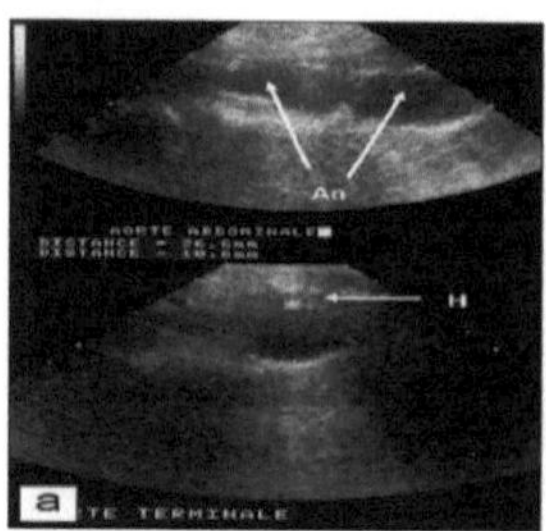

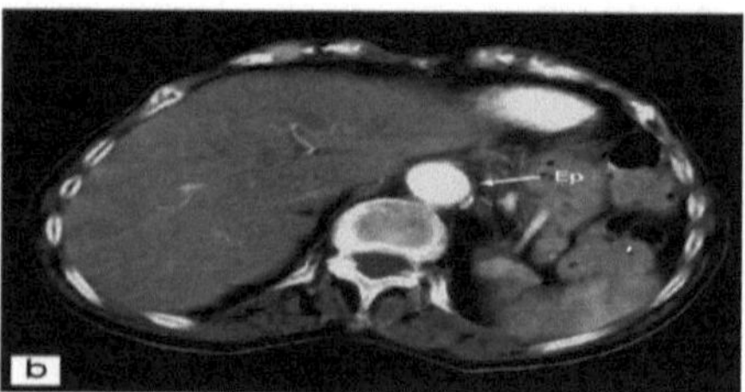

Figura 3: Aneurisma da aorta abdominal na doença de Horton: Uma dupla dilatação aneurismática (An) na aorta abdominal, associada a um halo periaórtico hipoecogénico (H) [47].

4- Angioscan [48] :

A angiografia permite a reconstrução de imagens angiográficas fiáveis de forma não invasiva.

Dada a associação frequente de lesões da aorta com lesões oclusivas ou aneurismáticas das artérias viscerais ou dos troncos supra-aórticos na doença de Takayasu, a exploração radiológica de toda a aorta e dos seus ramos colaterais é necessária para determinar as indicações terapêuticas.

A angiografia por TC é mais eficaz do que a ecografia com Doppler no diagnóstico de aneurismas da aorta na doença de Behçet. Permite uma exploração completa do aneurisma, especificando a sua morfologia e extensão, bem como uma exploração do processo inflamatório peri-aneurismático.

O componente circulante é intensamente realçado após a injeção do meio de contraste, o trombo não absorve o meio de contraste e a fibrose peri-aneurismática à volta do todo aparece hiperdensa com realce variável dependendo do estádio inflamatório.

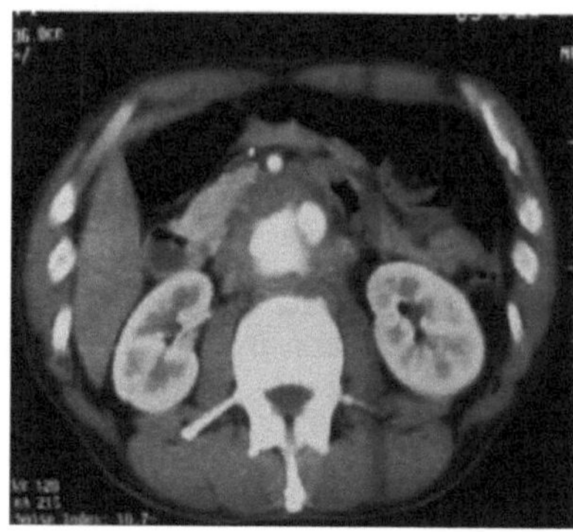

Figura 4: Tomografia computorizada abdominal com injecções em corte axial (A) e reconstrução (B), mostrando um aneurisma sacular da aorta abdominal sub-renal num doente com doença de Behçet [49].

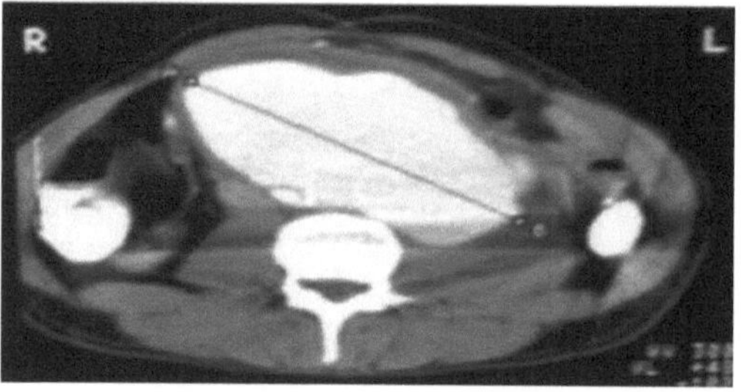

Figura 5: TAC que mostra um aneurisma sacular de 14 cm de diâmetro na aorta abdominal sub-renal num doente com doença de Behçet.

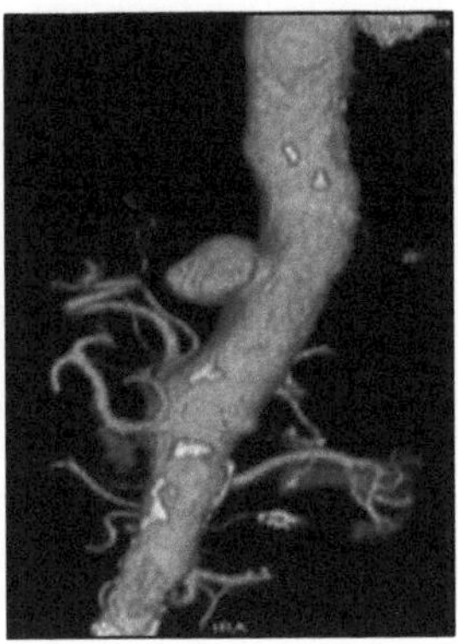

Figura 6: Falso aneurisma parcialmente trombosado na face lateral da aorta abdominal suprarrenal a 5 cm do óstio do tronco celíaco num doente com doença de Behçet.

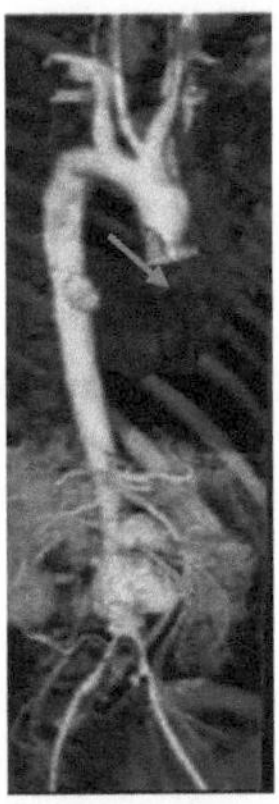

Figura 7: Dois pseudoaneurismas: um da aorta torácica descendente e outro da bifurcação aórtica num doente com doença de Behçet.

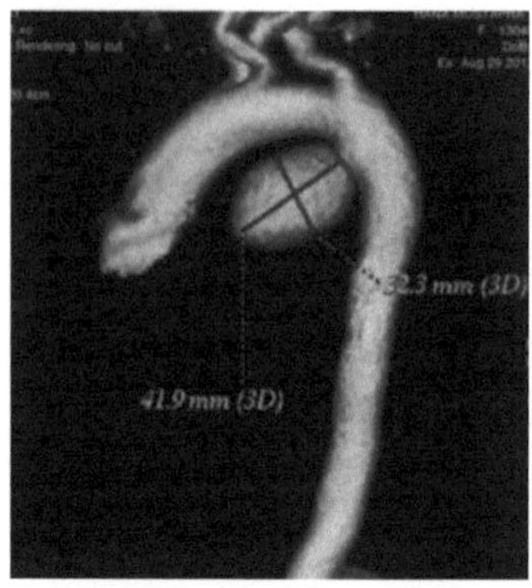

Figura 8: Reconstrução angioscópica mostrando um pseudoaneurisma do arco aórtico num doente com doença de Behçet.

O angioscan também destaca possíveis lesões vasculares, tais como :

- estenoses

- oclusões

- Aneurismas, que são mais raros do que as lesões estenóticas.

- a presença de espessamento circunferencial concêntrico de mais de 2 mm da parede arterial.

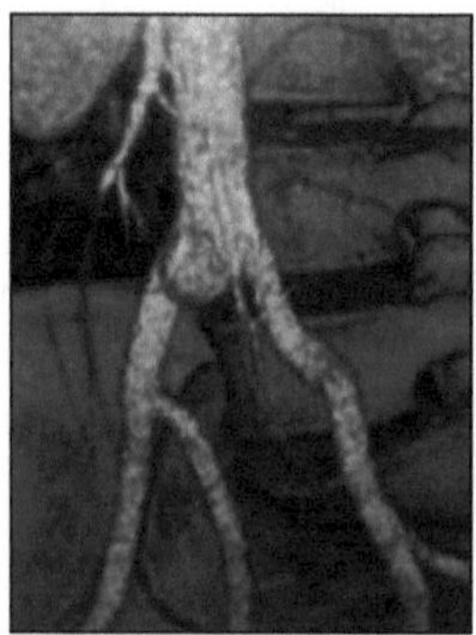

Figura 9: Angioscan mostrando um aneurisma da bifurcação aórtica num doente com doença de Takayasu [50].

Alguns autores sugeriram que a presença de espessamento excessivo da parede aórtica (>3mm), contraste mural precoce ou tardio ou um anel de baixa atenuação na parede arterial podem refletir a atividade da doença [51].

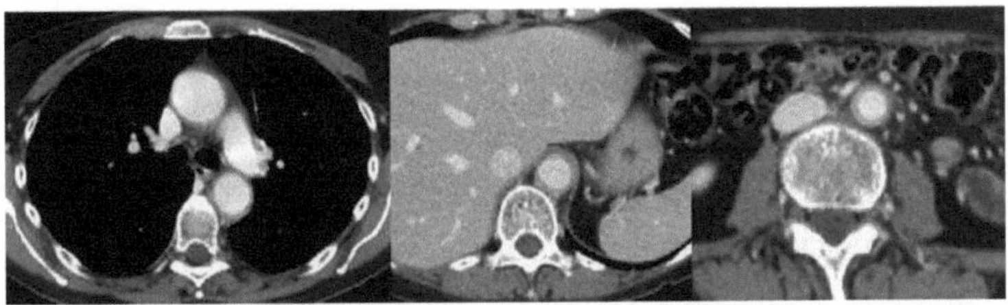

Figura 10: TAC toracoabdominal com injeção de contraste mostrando espessamento regular da parede da aorta torácica e abdominal na aortite de Horton [21].

5- Arteriografia :

Permite efetuar uma avaliação precisa da lesão antes da revascularização. Podem ser observados três tipos de lesões: estenoses, obliterações e aneurismas.

A arteriografia revela as caraterísticas do aneurisma, a sua localização, se é fusiforme ou sacular, e identifica as colaterais aórticas que surgem do saco aneurismático (Figura 11).

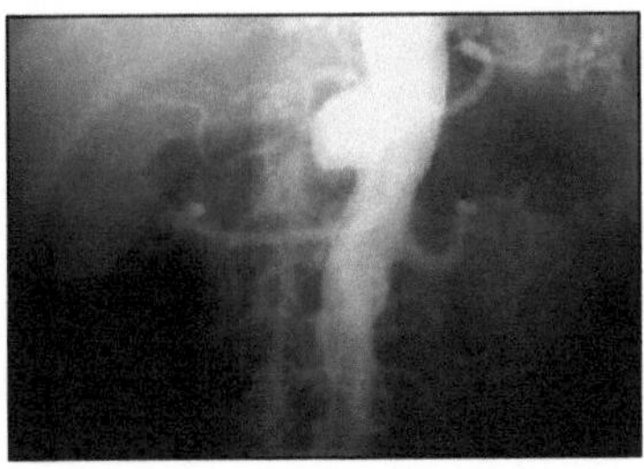

No entanto, não é fiável para avaliar o tamanho do aneurisma devido à possível existência de um trombo aneurismático, o que leva a uma subestimação do seu tamanho real.

Além disso, o risco iatrogénico de punção arterial deve ser tido em conta e a angioscanning deve ser preferida para o diagnóstico.

Na doença de Horton, as lesões encontradas nos ramos da aorta são estenoses longas, regulares, fusiformes, oclusões e ectasias. No entanto, o seu carácter invasivo e os avanços noutras modalidades de imagem limitam as suas indicações [21].

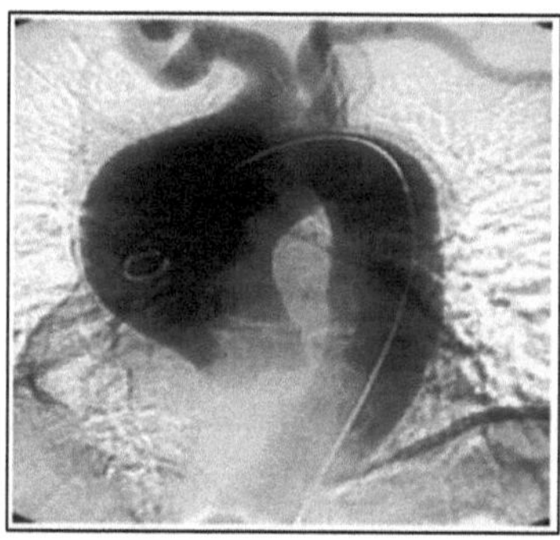

**Figura 12: Aortografia mostrando um aneurisma fusiforme da
aorta ascendente na doença de Horton [53].**

6- Angio-RM :

A angiografia por RM é um exame não invasivo e não irradiante que permite a visualização da parede vascular e do lúmen.

Os critérios de atividade propostos são a presença de espessamento parietal arterial difuso e concêntrico, reflectindo a presença de inflamação parietal arterial, ou mesmo estenose arterial [54].

A RM é tão fiável como a TC helicoidal no diagnóstico de aneurismas e no estudo das suas várias caraterísticas [41].

É um excelente teste para o diagnóstico de aneurismas inflamatórios, mostrando uma ganga peri-arterial com hipo T1 e sinal T2 variável dependendo da reação celular.

Após a injeção de gadolínio, o realce desta massa peri-arterial é a regra, sugerindo atividade da doença.

Tem a vantagem de uma excelente resolução espacial em comparação com a PET, permitindo avaliar tanto a inflamação da parede da aorta como as alterações no lúmen vascular. É possível o estudo simultâneo das artérias temporais [55].

Em comparação com a PET, a sensibilidade para o diagnóstico precoce parece ser ligeiramente inferior [56, 57].

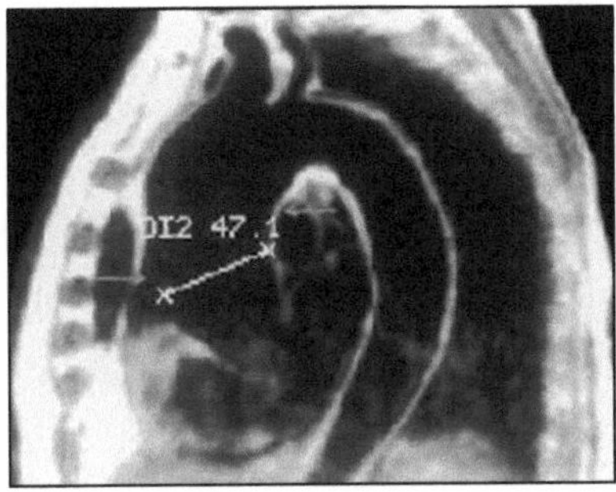

Figura 13: Reconstrução sagital de uma ressonância magnética torácica mostrando um aneurisma da aorta ascendente na doença de Horton [53].

7- PET-scan [58] :

A PET scan é um teste eficaz para o diagnóstico precoce da vasculite de grandes vasos na fase inicial da doença, mesmo antes do aparecimento de lesões anatómicas [59, 60]. Fornece um mapa das lesões na aorta e nos ramos arteriais de grande e médio calibre. A sua utilização é recomendada pela EULAR para o diagnóstico, da mesma forma que a RM [61].

A tomografia por emissão de positrões (PET) com FDG (18-fluoro desoxiglicose) é utilizada para visualizar a presença de focos hipermetabólicos na parede arterial, mostrando a presença de hiperfixações arteriais.

Este exame tem, portanto, interesse no diagnóstico da doença de Takayasu, pois revela fixações arteriais no contexto de uma síndrome inflamatória inexplicada.

Webb et al [62] estimaram a sensibilidade da FDG PET em 92% e a especificidade em 100% para a avaliação da atividade da doença.

Várias séries estudaram o desempenho da PET no diagnóstico da doença de Horton. A sua sensibilidade diagnóstica varia de 50 a 100% e a sua especificidade de 95 a 100% em doentes não tratados [63, 64]. A sua sensibilidade é aumentada no caso de elevação dos marcadores inflamatórios [65]. Blockman et al relataram uma especificidade de 98% para a PET no diagnóstico da doença de Horton, se apenas a captação de FDG na aorta torácica for considerada [63, 65, 66].

V.   Formas clínicas :
1- Aneurisma da aorta abdominal sub-renal :

1- 1- Estudo clínico :

Esta é a localização mais comum dos aneurismas inflamatórios da aorta.

Em 80% dos casos, o aneurisma está completamente latente, descoberto por acaso durante uma ecografia ou uma TAC abdominal motivada por uma patologia urológica ou digestiva, ou durante um rastreio de rotina.

Em 20% dos casos, o aneurisma é revelado por dor epigástrica com irradiação posterior ou dor nos membros inferiores, indicando uma complicação embólica.

Num doente não obeso, o exame clínico pode revelar uma massa abdominal pulsátil e expansiva na região umbilical. A localização sub-renal do aneurisma é indicada pelo sinal de De Bakey: se a mão for deslizada entre a massa e a margem costal, a ectasia é sub-renal.

1- 2- Evolução-Complementos *:*

O acidente vascular cerebral isquémico dos membros inferiores causado por embolia de um trombo intra-aneurismático é uma complicação clássica mas rara. A rutura do aneurisma é a complicação mais grave. No entanto, o risco de rutura destes aneurismas inflamatórios é reduzido pela concha fibrosa peri-aneurismática.

Rupturas localizadas na veia cava inferior ou no duodeno, ou contidas pela coluna vertebral, podem ser observadas com mais frequência, uma vez que a superfície posterior do aneurisma é relativamente poupada de fibrose.

A compressão e a adesão a órgãos vizinhos, nomeadamente a veia cava inferior, o duodeno e a veia renal esquerda, são complicações específicas destes aneurismas inflamatórios.

As complicações mais frequentes são frequentemente urológicas: para
além do desvio dos ureteres por fibrose retroperitoneal, a obstrução
ureteral é o principal risco evolutivo.

2- Aneurisma da aorta abdominal suprarrenal :

2- 1- Estudo clínico :

O envolvimento da aorta abdominal suprarrenal é muito raro e
geralmente assintomático.

Quando também afecta a artéria mesentérica, pode manifestar-se como
:

- Dor abdominal.

- Perturbações do trânsito intestinal, como diarreia ou paragem dos
  movimentos intestinais e gases.

2- 2- Evolução-Complicações :

As possíveis complicações incluem

- Hipertensão renovascular.

- Insuficiência renal.

- Angina ou isquémia digestiva em caso de lesão de uma artéria
digestiva

- Aderência e compressão de componentes vizinhos

- A separação.

3- Aneurisma da aorta torácica :

3- 1- Estudo clínico :

Esta é a localização mais comum na doença de Horton.

Evans et al [67] estimaram que os doentes com doença de Horton
tinham 17,3 vezes mais probabilidades de desenvolver um aneurisma
da aorta torácica do que uma população de controlo, emparelhada por
idade e factores de risco cardiovascular.

Os aneurismas da aorta torácica são geralmente assintomáticos, descobertos quando ocorre uma complicação.

Quando é sintomática, pode ser revelada por : [1]

- Dor nas costas ou no peito: este é o sinal de alerta mais comum.

- Dispneia

- Tosse seca

- Síndrome do arco aórtico, que se manifesta por claudicação intermitente dos membros superiores, fenómeno de Raynaud, abolição do pulso distal ou sopro vascular.

3- 2- Evolução- Complicações : [1]

Os aneurismas da aorta torácica são mais frequentemente diagnosticados durante uma complicação:

- Uma rutura ou dissecção

- Insuficiência aórtica

- Um acidente vascular cerebral no território carotídeo ou vertebral

- Um enfarte do miocárdio

Na doença de Horton, a dissecção aórtica ocorre, em média, aos 74,5 anos de idade [68]. É geralmente do tipo II, segundo a classificação de De Bakey.

VI. Diagnóstico positivo :
1- Doença de Takayasu :

O diagnóstico da doença de Takayasu baseia-se numa série de factores clínicos, biológicos e radiológicos.

Várias equipas propuseram critérios de diagnóstico, cujo valor prático permanece discutível [69]. Estes critérios, que se baseiam na arteriografia, não permitem que o diagnóstico seja efectuado na fase inicial da doença, antes do estabelecimento das estenoses.

1- 1- Critérios de diagnóstico de Ishikawa, modificados por Sharma em 1996 [70] :

Os primeiros critérios de diagnóstico foram propostos por Ishikawa em 1988 [2].

Estes critérios eram demasiado restritivos, excluindo os doentes com mais de 40 anos no início da doença e só tendo em conta as lesões da aorta abdominal se estas respeitassem as artérias ilíacas, quando estas últimas estão afectadas em 11 a 30% dos casos [70].

Em 1996, Sharma et al [70] propuseram modificações nos critérios de Ishikawa para melhorar a sua sensibilidade, particularmente em populações de pacientes onde predominam as lesões da aorta abdominal.

A presença de dois critérios maiores, ou um critério maior com dois critérios menores, ou quatro critérios menores leva ao diagnóstico da doença de Takayasu com uma sensibilidade de 92,5% e uma especificidade de 95% [70].

- Critérios principais :

- Estenose ou oclusão da porção média da artéria subclávia esquerda na arteriografia

- Estenose ou oclusão da porção média da artéria subclávia direita na arteriografia

- Sintomas típicos que duram pelo menos 1 mês: claudicação, abolição do pulso ou da pressão arterial assimétrica, febre, carotidodinia, amaurose, perturbações visuais, síncope, dispneia, palpitações.

- Critérios menores :

- Velocidade de sedimentação (VS) superior a 20 mm/h

- Doença da artéria carótida: sensibilidade das artérias carótidas à palpação

- Pressão arterial braquial > 140/90 mm Hg ou pressão arterial poplítea > 160/90 mm Hg

- Insuficiência aórtica ou dilatação do anel aórtico

- Danos nas artérias pulmonares

- Estenose ou oclusão da porção média da artéria carótida esquerda na arteriografia

- Estenose ou oclusão do terço distal do tronco arterial braquiocefálico na arteriografia

- Lesão arteriográfica da aorta torácica descendente

- Lesão da aorta abdominal na arteriografia

- Lesão coronária com idade < 30 anos na ausência de dislipidemia ou diabetes

1- 2- Critérios de atividade :

Foi proposto um critério de atividade global (critérios NIH), combinando elementos clínicos inflamatórios e isquémicos, VS e dados arteriográficos [71].

Critérios de atividade do NIH (Instituto Nacional de Saúde) para a doença de Takayasu [71] :

A doença ativa é definida pelo aparecimento recente ou agravamento de pelo menos 2 dos seguintes critérios:

- Sinais de isquémia ou inflamação vascular: claudicação dos membros, redução ou supressão do pulso, sopro ou dor vascular, doença da artéria carótida, assimetria da pressão arterial nos membros superiores ou inferiores.

- Sinais sistémicos: febre, artralgias, mialgias (na ausência de qualquer outra causa identificável)

- Aumento da velocidade de sedimentação.

- Anomalias arteriográficas típicas.

A estes critérios clássicos de atividade da doença, podemos acrescentar o carácter progressivo ou não progressivo do espessamento vascular identificado pela ecografia arterial com Doppler, pela angiografia por TAC ou pela angiografia por RMN e as hiperfixações das paredes vasculares encontradas nas PET [6].

Os critérios de remissão são :

- Resolução completa ou estabilização de todos os sinais clínicos

- O carácter estável das lesões vasculares

2- Doença de Behçet :

O diagnóstico desta vasculite baseia-se em critérios clínicos, essencialmente os definidos pelo International Study Group for Behçet's Disease [3]. Estes critérios têm uma sensibilidade de 91% e uma especificidade de 96%.

É de notar que só são aplicáveis na ausência de outras explicações clínicas.

Doença de Behçet: critérios internacionais de 1990 [4] :

- Aftose oral recorrente

- 3 tipos: maior, menor, herpetiforme

- 3 crises/ano

- observada por um médico ou pelo doente

Mais pelo menos 2 dos seguintes critérios:

- Úlceras genitais recorrentes ou cicatrizes observadas por um médico ou pelo doente.

- Lesões oculares :

Uveíte anterior, uveíte posterior, hialite da lâmpada de fenda

Vasculite da retina observada por um oftalmologista

- Lesões cutâneas :

Eritema nodoso, pseudofoliculite, lesões papulopustulares

Nódulos de acne observados por um médico fora da adolescência ou tratamento com corticosteróides

- Teste cutâneo positivo lido por um médico após 24 a 48 horas.

3- Doença de Horton :

Os critérios de diagnóstico da doença de Horton foram estabelecidos em 1990 pelo *Colégio Americano de* Reumatologia [72].

Critérios de diagnóstico da arterite de células gigantes 1990 [72] :

- Idade > 50 anos

- Dores de cabeça recentes

- Sensibilidade à palpação da artéria temporal e/ou diminuição do pulso temporal

- Velocidade de sedimentação > 50 mm/h.

- Biópsia da artéria temporal mostrando vasculite, necrose arterial, infiltrado linfocítico ou granuloma de células gigantes.

A combinação de 3 destes 5 critérios estabelece o diagnóstico com uma sensibilidade de 95,3% e uma especificidade de 90,7%.

VII. Diagnóstico diferencial :

Na presença de uma aortite inflamatória, devem ser considerados alguns diagnósticos diferenciais, uma vez que o tratamento destas patologias é muito diferente. Em primeiro lugar, deve ser excluída uma causa infecciosa da aortite, uma vez que a sua rápida progressão e o seu prognóstico a curto prazo a tornam numa emergência terapêutica. Em segundo lugar, a PRF, a doença associada à IG4, a doença de Erdheim-Chester e os aneurismas inflamatórios ateromatosos são outros diagnósticos que devem ser considerados para melhor adaptar o tratamento destes doentes.

VIII. Tratamento :
1- Tratamento médico :

O tratamento da doença inflamatória da aorta baseia-se em duas abordagens terapêuticas: o tratamento médico baseado na corticoterapia e nos imunossupressores e o tratamento cirúrgico ou endovascular da lesão da aorta.

O tratamento médico deve ser iniciado o mais rapidamente possível, sob controlo clínico rigoroso, para evitar uma rutura fatal.

Os anti-inflamatórios não esteróides têm um efeito claro nas manifestações articulares da doença de Behçet.

A colchicina é um imunomodulador utilizado numa dose de 1 a 2 mg por dia. Obtém-se uma resposta positiva em 60 a 70% dos casos, principalmente nas manifestações mucocutâneas e articulares. A colchicina também tem um papel na prevenção de recaídas [73].

A terapêutica com corticosteróides não se justifica em casos de envolvimento isolado da mucocutânea ou das articulações. Está indicada nas formas com envolvimento ocular e neurológico. A administração pré-operatória de corticosteróides em doses elevadas reduz a inflamação e a fibrose pré-aórtica e simplifica o procedimento cirúrgico.

Os anti-coagulantes são propostos em caso de trombose arterial e venosa profunda. São também prescritos como medida preventiva após uma cirurgia de bypass protésico.

O tratamento imunossupressor está reservado para as formas graves da doença que ameaçam o prognóstico vital e/ou funcional.

De acordo com as recomendações da EULAR [74], o envolvimento vascular justifica a utilização sistemática de imunossupressores.

O envolvimento arterial é potencialmente fatal. O tratamento de primeira linha com ciclofosfamida (Endoxan*) ou azatiopirina (Imurel*) parece ser imperativo [75]. Vários especialistas destacaram os benefícios da combinação de corticosteróides, imunossupressores e anticoagulantes na prevenção da recorrência oclusiva e aneurismática pós-operatória, e mesmo após o tratamento endovascular [76].

O tratamento da doença de Takayasu baseia-se, por um lado, no tratamento médico que visa tratar a componente inflamatória da doença, mas também as consequências da patologia como a hipertensão arterial, e por outro lado, na revascularização por angioplastia ou cirurgia [77].

As doses de corticosteróides devem então ser ajustadas de acordo com a evolução da síndrome inflamatória e dos sintomas clínicos [6].

A lesão da aorta abdominal associada à fibrose retroperitoneal e à obstrução ureteral requer uma terapia prolongada com corticosteróides, combinada com cateterização ureteral em duplo J ou, em caso de falha e/ou obstrução completa, nefrostomia percutânea [78].

O tratamento de segunda linha baseia-se empiricamente no metotrexato (20-25 mg/kg por semana), ou mais recentemente na azatioprina (2 mg/kg por dia) [79, 80]. O micofenolato de mofetil e o anti-TNF (Fator de Necrose Tumoral) podem ser alternativas terapêuticas nas formas resistentes ao tratamento com corticosteróides e aos imunossupressores convencionais [81].

A hipertensão deve ser tratada de forma convencional, tendo em conta a frequência de estenose da artéria renal [5]. O tratamento médico da hipertensão envolve principalmente beta-bloqueadores, bloqueadores dos canais de cálcio, inibidores da enzima do sistema renina-angiotensina e diuréticos [25].

2- Tratamento cirúrgico :

A doença cirúrgica da aorta é frequentemente operada como sequela, depois de a doença inflamatória ter causado danos irreversíveis na parede da aorta.

Um dos desafios deste tipo de cirurgia protésica é o risco de septicémia. Os doentes tratados com imunossupressores estão expostos ao risco de contaminação infecciosa da sua prótese vascular, o que pode ser extremamente grave.

Em casos urgentes (síndroma de fissura, dissecção aguda, aneurismas muito grandes, isquémia aguda do aparelho digestivo, dos rins ou dos membros inferiores), o risco de morte prevalece sobre o risco de infeção e a cirurgia deve ser efectuada apesar de uma dose mais elevada de tratamento imunossupressor.

2- 1- Avaliação pré-operatória :

- **Estado respiratório:** As complicações respiratórias são uma causa de morbilidade pós-operatória e justificam uma avaliação pré-operatória sistemática.

A avaliação pré-operatória deve ter em conta a história de doença pulmonar do doente, a existência de intoxicação tabágica e o impacto clínico de qualquer insuficiência respiratória. Esta avaliação clínica é complementada por uma radiografia do tórax e, eventualmente, por uma prova de função pulmonar e uma gasometria arterial.

- **Pesquisa de aneurismas associados :** A associação de um ou mais aneurismas arteriais é bastante frequente, especialmente na doença de Behçet, o que significa que devem ser sistematicamente procurados no pré-operatório.

Os aneurismas torácicos associados devem ser detectados por radiografia do tórax e tomografia computorizada da aorta torácica em conjunto com a da aorta abdominal. Os aneurismas femorais e poplíteos são palpáveis ao exame clínico.

- **Hipertensão arterial e função renal:** A hipertensão arterial desempenha um papel decisivo na génese e crescimento dos aneurismas. Do mesmo modo, justifica-se a análise da função renal pré-operatória para detetar insuficiência renal, que pode exigir precauções especiais.

- **Estado cardíaco:** O estado cardíaco deve ser avaliado através da pesquisa de antecedentes de enfarte do miocárdio, dor anginosa, análise do eletrocardiograma, ecografia cardíaca e, eventualmente, angiografia coronária.

2- 2- Acções realizadas :

Alguns autores recomendam o uso de homoenxertos durante o tratamento cirúrgico dos aneurismas inflamatórios [82].

- **Aneurisma da aorta abdominal sub-renal:** A laparotomia vertical trans-peritoneal na linha média permite amplo acesso a toda a cavidade abdominal, e oferece a possibilidade de clampeamento suprarrenal [78].

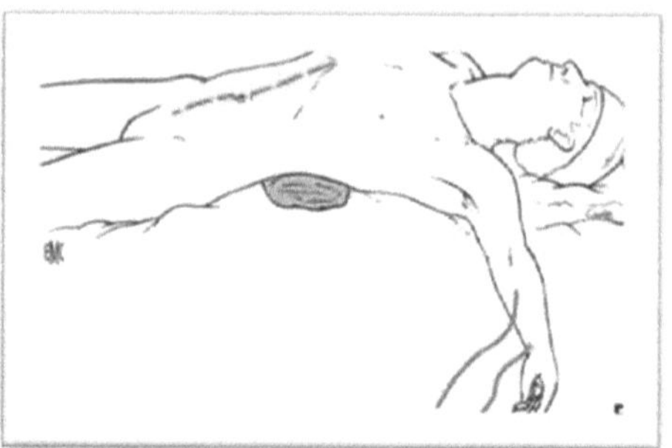

Figura 14: Laparotomia mediana vertical [78].

A utilização da abordagem transversal reduz a frequência de ventrações e de complicações respiratórias.

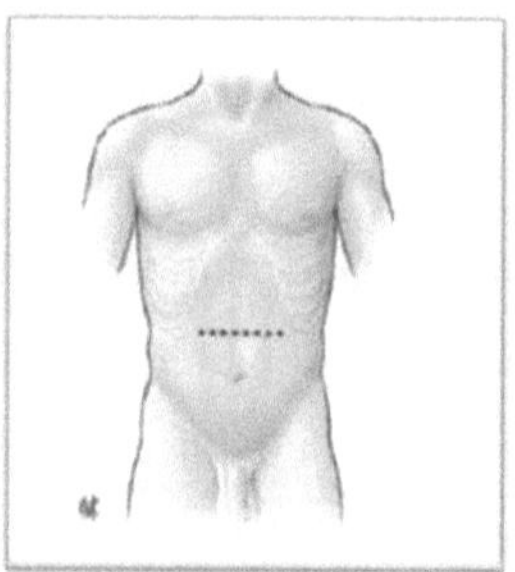

Figura 15: Laparotomia transversal respeitando os grandes músculos abdominais [83].

A via posterior ou retroperitoneal é excelente para aneurismas inflamatórios, pois evita a dissecção de órgãos vizinhos [84]. Além disso, apresenta melhor tolerância respiratória.

Após laparotomia vertical na linha média, o duodeno e o intestino delgado são retraídos. A aorta a montante do aneurisma é verificada após a incisão do peritoneu.

Estes aneurismas caracterizam-se ainda pela presença de uma concha fibrosa retroperitoneal, localizada na face anterior e lateral da aorta, criando aderências muito apertadas com os órgãos vizinhos, nomeadamente o duodeno, os ureteres, a veia cava inferior e a veia renal esquerda. A fibrose pode levar à obstrução ureteral unilateral ou bilateral, resultando numa dilatação pielocecal a montante. Esta fibrose dificulta a dissecção e o controlo da aorta [85].

Qualquer tentativa de dissecação do aneurisma pode resultar em lesão dos órgãos vizinhos, nomeadamente do duodeno.

A técnica mais segura consiste em verificar a aorta supra-aneurismática numa zona suprarrenal ou celíaca saudável. As artérias ilíacas são de preferência clampadas endovascularmente com um cateter oclusivo para evitar lesões venosas ou ureterais. Quando a artéria mesentérica inferior é permeável, ela é verificada o mais próximo possível do seu óstio [78].

Após heparinização geral e clampeamento da aorta e das artérias ilíacas, a bolsa aneurismática é aberta longitudinalmente, o trombo parietal é evacuado e a continuidade aórtica é restabelecida através da colocação de uma prótese de Dacron ou de PTFE.

No caso de um aneurisma estritamente localizado na aorta sub-renal, é utilizado um tubo aorto-aórtico para restabelecer a continuidade da aorta. Por outro lado, quando o aneurisma se prolonga para as artérias ilíacas, é colocada uma prótese aorto-ilíaca.

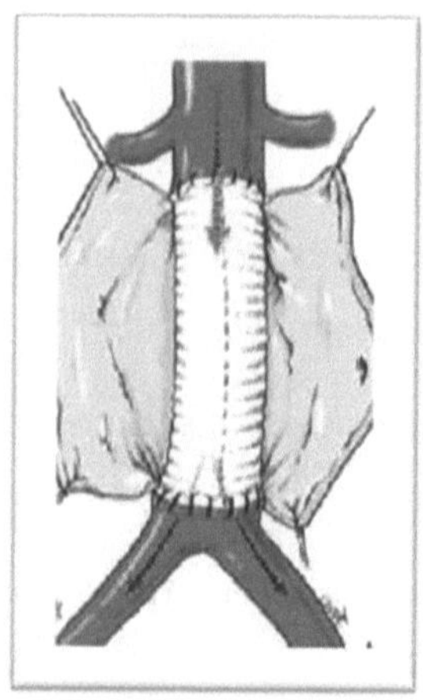

Figura 16: Prótese aorto-aórtica em posição [78].

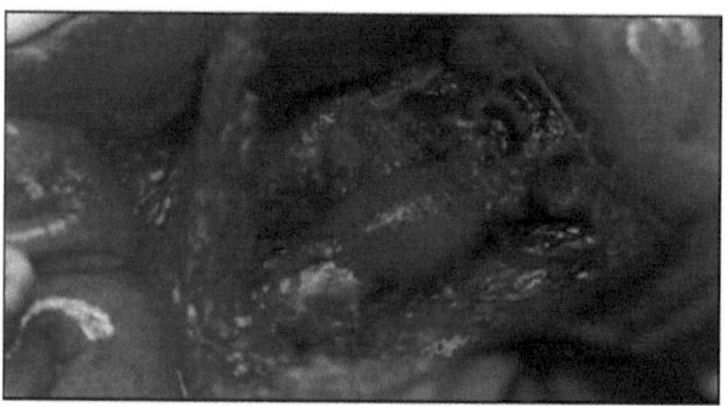

Figura 17: Vista intra-operatória mostrando a colocação de uma prótese aorto-aórtica após a ressecção do aneurisma num doente com doença de Behçet.

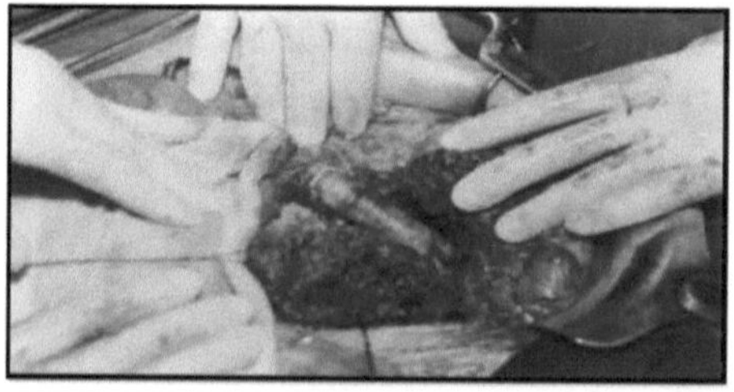

Figura 18: Vista intra-operatória mostrando a colocação de uma prótese bifurcada após a ressecção do aneurisma.

Se a artéria mesentérica inferior for permeável, deve ser reimplantada na prótese. A operação é completada com o encerramento da bolsa aneurismática à volta da prótese para evitar a infeção da prótese devido ao contacto com o duodeno.

As anastomoses entre a prótese e a aorta devem ser protegidas para evitar o desenvolvimento de um falso aneurisma anastomótico.

Os aneurismas da aorta na doença de Behçet colocam problemas particulares. Estes são frequentemente aneurismas saculares, para os quais a ressecção com ampliação do retalho pode ser indicada [86].

Esta é uma técnica simples utilizada por alguns autores para o tratamento de falsos aneurismas saculares. Envolve dissecção limitada do aneurisma, clampeamento da aorta a montante e a jusante, e abertura do saco. O colo é fechado com um retalho de Dacron.

A obstrução do trato urinário por fibrose no caso dos aneurismas da aorta abdominal, caraterística dos aneurismas inflamatórios, justifica a utilização de um dispositivo de drenagem endoscópica em todos os casos, independentemente do tratamento cirúrgico do aneurisma.

O pinçamento aórtico causa distúrbios hemodinâmicos, cuja extensão depende do nível de pinçamento, do tamanho do leito a jusante e do estado miocárdico pré-operatório.

A insuficiência renal pós-operatória é evitada através da manutenção da estabilidade hemodinâmica durante a operação. Deve ser mantido um volume de sangue correto, compensando as perdas insensíveis causadas pela exteriorização do intestino delgado e as perdas de sangue utilizando soluções de enchimento e produtos sanguíneos.

- **Aneurismas da aorta ascendente** : Os aneurismas da aorta ascendente são frequentes na doença de Horton. Em situações não urgentes, é aconselhável operar doentes em remissão clínica e biológica, de modo a limitar o risco de afrouxamento da sutura em caso de cirurgia numa aorta inflamada.

A este nível, é provável que estejam associados três tipos de lesões:

- Insuficiência aórtica devido a lesão direta ou dilatação do anel aórtico

- Lesões oclusivas das artérias coronárias

- Um aneurisma da aorta ascendente

- A substituição da aorta ascendente pode ser proposta em casos de cirurgia de revascularização do miocárdio por lesões oclusivas das artérias coronárias, ou em casos em que o diâmetro da aorta ascendente é superior a 50 mm. No entanto, a natureza por vezes espessada e fibrosa da aorta ascendente pode impedir a implantação de uma ponte de safena em boas condições. Por outro lado, o envolvimento frequente dos troncos supra-aórticos e, em particular, das artérias subclávias na doença de Takayasu, contra-indica a utilização das artérias mamárias neste caso [87].

Se houver uma grande fístula aórtica associada a um aneurisma da aorta ascendente, esta deve ser corrigida cirurgicamente [25]. Neste caso, está indicada a operação de Bentall.

- **Aneurisma do arco aórtico:** O arco aórtico apresenta maiores dificuldades técnicas e tecnológicas devido às angulações, à origem dos troncos supra-aórticos e à proximidade da válvula aórtica.

A abordagem cirúrgica do arco aórtico pode ser difícil, dadas as caraterísticas anatómicas descritas acima. A esternotomia é a abordagem preferencial por ser simples e minimamente traumática, além de oferecer excelente exposição para aneurismas do arco anterior e horizontal. Permite a substituição endo-aneurismática da junção safenofemoral.

A esternotomia pode ser usada para tratar lesões que não se estendem para além do istmo. As lesões do arco que se iniciam após a artéria carótida primária esquerda e as lesões da aorta torácica descendente requerem toracotomia póstero-lateral esquerda.

Lesões mais extensas envolvendo a aorta ascendente, o crossover e estendendo-se para a aorta torácica descendente representam uma grande dificuldade cirúrgica [88].

- Aneurismas da aorta torácica descendente e toracoabdominal: Os aneurismas da aorta na doença de Takayasu geralmente ocorrem na aorta toracoabdominal [89]. A incidência de aneurismas toracoabdominais é de aproximadamente 10% [90, 91].

Os aneurismas da aorta na doença de Takayasu estão frequentemente associados a estenoses do trato digestivo, o que também pode contribuir para a indicação de substituição da aorta, apesar de um diâmetro inferior a 60 mm.

Na série de Kieffer et al [90], 58% dos 33 pacientes submetidos à substituição da aorta toracoabdominal necessitaram de revascularização visceral por lesões estenóticas.

- Aneurismas rotos: Os aneurismas inflamatórios podem levar a complicações graves como a rotura [92]. Além do aumento da dor, manifestam-se por instabilidade hemodinâmica e deglutição.

Requerem enchimento vascular e cirurgia de emergência.

Umehara et al [92] relataram um caso de rutura de aneurisma da aorta toracoabdominal associado à doença de Behçet, tratado com colocação de homoenxerto criopreservado, sob toracofreno-lombotomia e circulação extracorpórea femorofemoral.

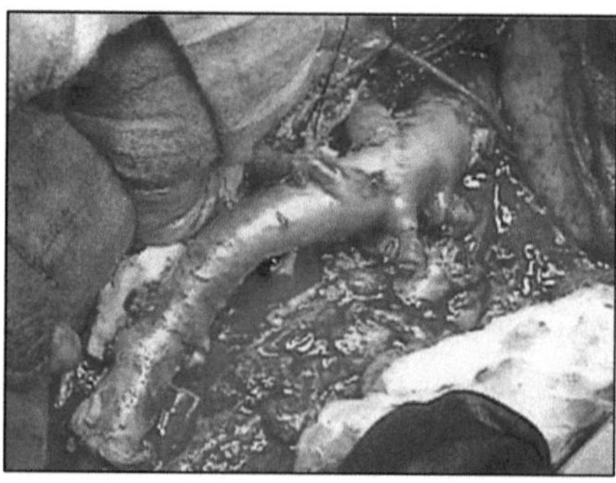

Figura 19: Fotografia intra-operatória demonstrando o homoenxerto aórtico com seus principais ramos [92].

3- Tratamento endovascular :

O tratamento endovascular dos aneurismas por interposição de stents recobertos permite a exclusão do saco aneurismático e a restauração da continuidade arterial, sem abordagem direta ao aneurisma e sem a morbilidade associada às incisões e descolamentos cirúrgicos. Trata-se de uma boa alternativa face às dificuldades cirúrgicas associadas às aderências inflamatórias, à frequência de recidivas e aos falsos aneurismas anastomóticos.

No entanto, esta técnica depara-se com vários tipos de dificuldades resultantes da morfologia do aneurisma e ligadas aos próprios princípios da técnica:

- A colocação dos stents requer uma abordagem cirúrgica ao Scarpas devido ao tamanho dos introdutores.

- A patência das artérias lombares e/ou da artéria mesentérica inferior pode dificultar a trombose completa da bolsa do aneurisma da aorta abdominal em torno da endoprótese.

- A colocação de um stent requer um colar proximal de aproximadamente 20 mm para garantir uma fixação sólida do stent.

- A ausência de um colo aórtico distal significa que deve ser utilizada uma endoprótese bifurcada nos aneurismas da aorta abdominal.

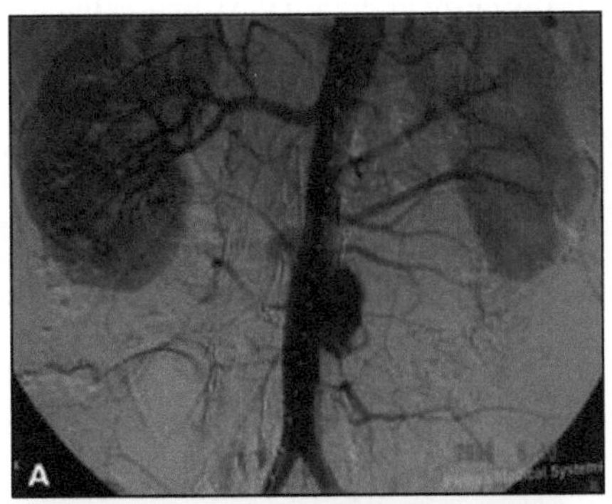

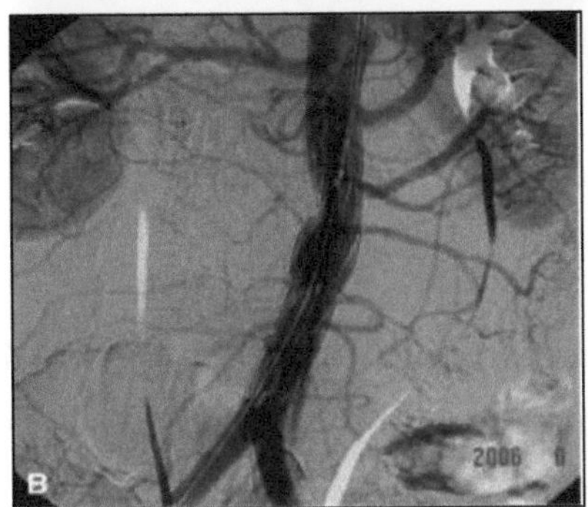

Figura 20: A: Falso aneurisma da aorta subrenal.

B: exclusão do falso aneurisma por uma endoprótese coberta [93].

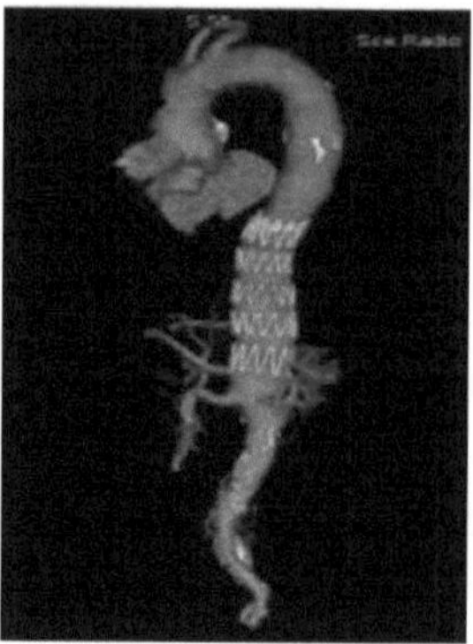

Figura 21: Falso aneurisma inflamatório da aorta supra-celíaca tratado com uma endoprótese tubular revestida com colapso total da lesão aneurismática.

Ao contrário da aorta toracoabdominal, onde stents fenestrados e ramificados permitem a perfusão dos principais ramos colaterais da aorta a partir da endoprótese tubular aórtica, a complexidade da anatomia do arco limita uma solução endovascular pura a poucos casos clínicos atualmente [94]. As endopróteses especialmente concebidas para a aorta torácica, com reencaminhamento prévio dos troncos supra-aórticos por via cervical ou por esternotomia, são utilizadas nas patologias da aorta horizontal distal [88].

4- Indicações [87] :

O tratamento dos aneurismas inflamatórios segue as mesmas recomendações que as dos aneurismas degenerativos. As indicações cirúrgicas devem ter em conta as caraterísticas do aneurisma: o seu tamanho, a sua progressão e os seus sintomas funcionais, a fim de propor uma intervenção cirúrgica para evitar a rutura.

Para além das indicações anatómicas e clínicas do tratamento cirúrgico, as indicações adoptadas devem ter em conta o estado geral do doente, de modo a propor uma operação com um risco operatório razoável.

Um diâmetro superior a 50 mm na aorta ascendente, 60 mm na aorta torácica descendente e 50 mm na aorta abdominal justifica o enxerto protésico.

No caso de aneurismas da aorta abdominal sub-renal, a cirurgia está definitivamente indicada na presença de :

- Um aneurisma sintomático de qualquer tamanho

- Um aneurisma roto ou em vias de rotura

- Um aneurisma da aorta assintomático com mais de 50 mm de diâmetro, dado o elevado risco de rutura.

Os falsos aneurismas pequenos e indolores, sem sinais de rutura, podem ser monitorizados e tratados medicamente [95].

O tratamento cirúrgico convencional é mais frequentemente utilizado para os aneurismas associados à aortite, embora mais recentemente tenham sido registados casos de tratamento endovascular com uma taxa de sucesso precoce satisfatória.

O tratamento endovascular tem a vantagem de evitar a manipulação de tecidos altamente inflamatórios, mas não foram efectuados estudos comparativos e há relatos de casos não raros de falsos aneurismas que ocorrem em frente a stents proximais.

Aneurismas fissurados ou rompidos são uma indicação para cirurgia de emergência.

5- Resultados terapêuticos :

5- 1- Primeiros resultados :

Os resultados da cirurgia para aneurismas inflamatórios da aorta abdominal sub-renal são bons, uma vez que o procedimento é geralmente efectuado em indivíduos jovens e não tarados.

Na cirurgia da aorta abdominal, a dissecção é dificultada por fenómenos inflamatórios, o que aumenta o risco de hemorragia, com risco de lesões intra-operatórias do duodeno, veia cava e ureteres [96].

Os marcadores biológicos de inflamação estão geralmente elevados após a cirurgia convencional [96].

As possíveis complicações pós-operatórias são [97]:

- Hemorragia causada pela libertação precoce de suturas de artérias inflamadas e frágeis.

- Isquémia do cólon: é uma complicação grave da cirurgia dos aneurismas da aorta abdominal e caracteriza-se por uma combinação de diarreia, dor na fossa ilíaca esquerda e urinar na cama, associada a febre [78]. èmeGeralmente ocorre a partir de 36 horas de pós-operatório, mas pode ocorrer mais tarde.

O diagnóstico é feito através de colonoscopia. O tratamento baseia-se na remoção cirúrgica do cólon.

- Insuficiência renal: favorecida por lesão oclusiva pré-operatória das artérias renais, pinçamento da aorta suprarrenal e variações hemodinâmicas intra-operatórias.

- Complicações sexuais como a ejaculação retrógrada devido à secção dos nervos pré-sacrais.

- Complicações neurológicas, como isquémia da medula espinal devido ao nascimento anormal da artéria de Adamkiewicz.

- Trombose de prótese: o tratamento é a trombectomia cirúrgica.

- Infecções da prótese: os riscos são aumentados pelo facto de se tratar de uma cirurgia difícil numa situação especial (doentes que tomam corticosteróides). Trata-se de uma complicação rara e grave, com uma elevada taxa de morbilidade e mortalidade.

- Uma complicação particular da cirurgia do DSA, devido ao envolvimento frequentemente grave e difuso do DSA, é a síndrome de reperfusão pós-operatória, que é por vezes responsável por hemorragia intracerebral [98]. Por esta razão, é recomendado um controlo muito rigoroso da pressão arterial intra e pós-operatória nestes casos. Isto requer tratamento prévio de qualquer hipertensão vascular renal. Devido à alta taxa de recorrência, particularmente em locais de trauma arterial, o risco de recorrência ao nível das anastomoses é maior do que em outras doenças da aorta. Aneurismas com fechamento de retalho estão associados a uma alta taxa de recorrência, variando de 17% [95] a 66% [99], e enxertos protéticos devem ser preferidos.

A taxa de mortalidade após o tratamento endovascular é menor do que após a cirurgia aberta [96]. De facto, a taxa de mortalidade após o tratamento endovascular dos aneurismas inflamatórios da aorta abdominal é da ordem dos 0 a 2,4% nas séries mais recentes [96].

As possíveis complicações intra-operatórias do tratamento endovascular dos aneurismas da aorta e dos falsos aneurismas são :

- Complicações no local da punção: As possíveis complicações incluem hematoma e um falso aneurisma.

- Má implantação do stent: A implantação pode ser complementada por um balão.

- Afrouxamento da endoprótese

- Rutura arterial: requer reparação cirúrgica ou a inserção de um stent coberto.

O tratamento endovascular dos aneurismas da aorta pode estar associado a uma reação inflamatória conhecida como "síndrome pós-implantação", caracterizada por dor abdominal e lombar associada a hipertermia superior a 38°C, e a uma síndrome inflamatória biológica nos dias seguintes à implantação da endoprótese, independentemente da inflamação pré-existente [96].

A freqüência da síndrome pós-implante varia de 14 a 60% dos casos [97]. O tipo de stent também parece ter um papel na intensidade e freqüência desta síndrome, sendo que o poliéster (Dacron) parece estar associado a uma maior reação inflamatória do que o politetrafluoretileno (PTFE) [98].

Os marcadores biológicos de inflamação estão geralmente elevados após o tratamento endovascular e independentemente da ocorrência de uma síndrome pós-implante. Por exemplo, a PCR geralmente aumenta até o 3° dia pós-operatório e depois diminui dentro de um mês após o implante do stent [99]. A VS, os glóbulos brancos e as plaquetas aumentam progressivamente até o 7° dia após o tratamento endovascular, com a PCR e a interleucina-6 aumentando mais cedo, após 48 e 24 horas, respetivamente.

O ensaio da procalcitonina parece ser um marcador mais específico da infeção [100].

A síndrome pós-implantação levou, durante muito tempo, à crença de que o tratamento endovascular dos aneurismas inflamatórios da aorta corria o risco de exacerbar os fenómenos inflamatórios, com concomitante agravamento dos fenómenos fibrosantes. No entanto, já na década de 2000, alguns autores relataram alguns casos de pacientes tratados com stents para aneurismas inflamatórios da aorta, sem complicações dignas de nota durante o seguimento [101].

Outras complicações precoces após o tratamento endovascular dos aneurismas da aorta são :

- **Vazamentos primários:** São definidos pela existência de fluxo sanguíneo persistente ou recorrente entre a endoprótese e a parede arterial.

Os endoleaks de tipo 1, que estão localizados nas zonas de ancoragem do stent, requerem a utilização de uma extensão do stent se a fuga for grande, ou a conversão cirúrgica se o procedimento endovascular não for possível.

Os vazamentos internos do tipo 2, que surgem de um ramo arterial coberto pelo stent, neste caso a artéria ilíaca interna, são os mais comuns.

As endoleaks de tipo 3 e 4 são extremamente raras.

Os endoleaks de tipo 3 estão relacionados com uma fuga na junção de duas partes ou com a deslocação dos componentes de um stent modular. Os endoleaks de tipo 4 estão ligados a microleaks devidos a porosidade nas suturas entre os componentes metálicos que constituem a estrutura do stent. Os endoleaks moderados detectados na TC devem ser monitorizados regularmente.

- **Migração do stent:** A migração de um stent requer a sua remoção cirúrgica.

As complicações tardias são :

- **Falsos aneurismas anastomóticos:** Qualquer que seja o tratamento, este não protege contra a ocorrência de complicações progressivas, como uma nova localização aneurismática ou um falso aneurisma anastomótico, cuja taxa é particularmente elevada na doença inflamatória da aorta.

Os falsos aneurismas anastomóticos são dilatações constituídas por trombo, prótese, parede arterial nativa e tecido inflamatório.

A aneurismorrafia com fechamento de retalho está associada a uma maior taxa de recorrência do que o aplanamento com enxerto protético, variando de 17% [95] a 66% [99], e os enxertos protéticos devem ser preferidos.

No estudo de Tuzun et al [102], o risco de recidiva ou aparecimento de novo aneurisma foi de 22%, sob tratamento imunossupressor, nos casos de acometimento arterial, independente da localização. Para casos específicos de acometimento aórtico, a taxa de recorrência variou de 14% a 45%.

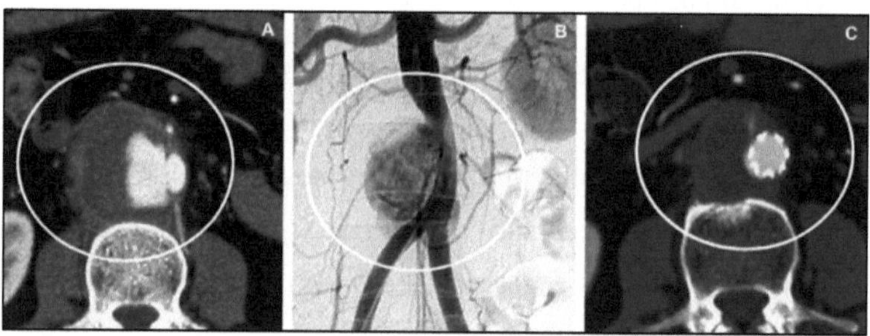

Figura 22: Angioscan mostrando um falso aneurisma num retalho de alargamento [103].

As fístulas protético-digestivas são uma complicação rara, mas grave, após a cirurgia de reconstrução da aorta. Elas são secundárias à rutura de pseudo-aneurismas anastomóticos nos enxertos protéticos. Sua freqüência é de 0,4 a 4% [104].

Manifestam-se por uma hemorragia digestiva alta, por vezes maciça, que ocorre alguns meses a alguns anos após a operação [104]. O diagnóstico baseia-se na endoscopia digestiva.

A remoção da prótese e a ressecção digestiva são necessárias. Isto é frequentemente combinado com revascularização extra-anatómica.

Iscan et al [105] relataram um caso de fístula duodenal protésica complicando a cirurgia de um pseudoaneurisma da aorta abdominal devido à doença de Behçet, tratada por ressecção duodenal com revascularização anatómica usando um tubo aorto-aórtico impregnado de rifampicina e omentoplastia.

O risco de reestenose ou trombose de um bypass ocorre em 8 a 31% dos casos após 3 a 6 anos de seguimento [106].

No estudo de Paravastu et al [107], o benefício em termos de mortalidade em um ano foi ainda maior após a cirurgia endovascular do que após a cirurgia convencional: (2% versus 14% e p = 0,02) no tratamento de aneurismas inflamatórios da aorta abdominal.

Em meta-análise realizada por Puchner et al [108], a evolução da fibrose periaórtica após tratamento endovascular foi a seguinte: regressão completa em 51,2% dos casos, sem alteração em 41,8% e progressão em 7% dos casos.

Noutra meta-análise, a fibrose regrediu mais frequentemente e mais completamente após a cirurgia aberta do que após a cirurgia endovascular: regressão observada em 86% dos casos após a cirurgia aberta em comparação com 60% após o tratamento endovascular [109].

Em pacientes com hidronefrose pré-operatória, a cirurgia aberta parece ser mais benéfica em termos de resultado urológico. No estudo de Paravastu et al [107], a hidronefrose regrediu em 69% dos casos após o tratamento cirúrgico convencional em comparação com 38% dos casos após o tratamento endovascular (p = 0,01).

Globalmente, as complicações pós-operatórias do tratamento da doença inflamatória da aorta continuam a ser graves e fatais. Uma revisão da literatura mostra que o tratamento endovascular pode reduzir a mortalidade peri-operatória, mas não foi capaz de reduzir as complicações a médio ou curto prazo.

O envolvimento da aorta nas doenças inflamatórias é, por isso, grave. Mesmo quando tratado, pode pôr em risco a vida devido a complicações fatais. O rastreio da doença da aorta em doentes com doenças sistémicas e a monitorização radiológica regular dos doentes em tratamento são essenciais para a deteção precoce e o tratamento das complicações.

IX.   Conclusão:

A aortite inflamatória é dominada pela doença de Takayasu, a doença de Horton e a doença de Behçet.

A doença de Takayasu é uma arterite inflamatória dos grandes vasos, que afecta principalmente a aorta e os seus ramos principais. Afecta pessoas jovens e manifesta-se principalmente por estenoses arteriais múltiplas.

A doença de Behçet é uma vasculite sistémica de etiologia ainda obscura, que progride em crises sucessivas e pode afetar vasos de qualquer calibre. Está associada ao envolvimento de vasos de grande calibre, identificados num quadro conhecido como angio-Behçet e subdividido em envolvimento venoso, muito frequente, e envolvimento arterial, menos frequente.

A doença de Horton afecta os idosos e é a principal responsável pelos aneurismas da aorta, sendo o risco de rutura um fator grave.

O diagnóstico da doença inflamatória da aorta baseia-se na imagiologia. A ecografia com Doppler, a angiografia por TC e a ressonância magnética são atualmente métodos fiáveis e rápidos de avaliação do lúmen e da parede dos vasos.

A expressão clínica varia consoante a natureza da lesão, a sua localização e as lesões associadas:

- Os aneurismas da aorta torácica são geralmente assintomáticos, descobertos quando ocorre uma complicação. Quando são sintomáticos, podem ser revelados por dor torácica, que é o sinal de alerta mais frequente, dispneia, tosse seca, síndrome do arco aórtico, sinais neurológicos ou síndrome coronária.

- A lesão da aorta abdominal suprarrenal é frequentemente assintomática. Quando afecta também a artéria mesentérica, pode manifestar-se por dor abdominal ou perturbações do trânsito. Pode ser revelada por hipertensão ou insuficiência renal, muitas vezes secundária a estenose da artéria renal.

- Os aneurismas da aorta abdominal sub-renal são assintomáticos em 80% dos casos. Quando sintomático, pode revelar-se como dor epigástrica com irradiação posterior ou dor nos membros inferiores, indicando uma complicação embólica.

Os recentes avanços no diagnóstico da doença aórtica envolveram a utilização de técnicas de imagiologia não invasivas para diagnosticar a doença aórtica, avaliar a extensão das lesões e monitorizar a evolução do tratamento.

O tratamento cirúrgico da doença inflamatória da aorta é um desafio para os cirurgiões vasculares, devido às dificuldades intra-operatórias envolvidas, à frequência de complicações pós-operatórias e à possibilidade de formação de novos aneurismas, daí a necessidade de selecionar as indicações cirúrgicas corretas e de as combinar sempre com um tratamento médico eficaz.

A cirurgia é necessária para qualquer aneurisma da aorta abdominal sintomático de qualquer tamanho, para qualquer aneurisma roto ou fissurado, ou para qualquer aneurisma da aorta assintomático com mais de 50 mm de diâmetro, dado o elevado risco de rotura. Para os aneurismas da aorta torácica, um diâmetro superior a 50 mm na aorta ascendente, 60 mm na aorta torácica descendente ou um aneurisma complicado justificam um enxerto protésico.

As técnicas e os equipamentos endovasculares progrediram nos últimos 10 anos e o número de doentes que beneficiam destas técnicas continua a aumentar. Tratamento endovascular O tratamento endovascular é uma boa alternativa devido às dificuldades cirúrgicas associadas às aderências inflamatórias, à frequência das recidivas e ao risco de falsos aneurismas anastomóticos.

O tratamento endoluminal de aneurismas por interposição de stents revestidos permite a exclusão do saco aneurismático e a restauração da continuidade arterial, sem abordagem direta ao aneurisma e sem a morbilidade associada a incisões e descolamentos cirúrgicos.

No entanto, as complicações pós-operatórias são frequentes, dominadas por trombose do enxerto, falsos aneurismas anastomóticos e fístulas protésico-digestivas. A taxa de mortalidade após o tratamento endovascular é inferior à da cirurgia aberta.

As possíveis complicações intra-operatórias do tratamento endovascular dos aneurismas da aorta incluem hematomas, falsos aneurismas no local da punção, má implantação da endoprótese, afrouxamento da endoprótese e rutura arterial.

O tratamento endovascular dos aneurismas da aorta pode também estar associado a uma reação inflamatória conhecida como "síndrome pós-implantação", caracterizada por dor abdominal e lombar associada a hipertermia superior a 38°C, bem como a uma síndrome inflamatória biológica nos dias seguintes à implantação da endoprótese, independentemente da inflamação pré-existente.

Bibliografia :

[1] Launay D, Hachulla E. Aortite inflamatória. Presse Med 2004; 33: 1334-40.

[2] Ishikawa K. Abordagem diagnóstica e critérios propostos para o diagnóstico clínico da arteriopatia de Takayasu. J Am Coll Cardiol 1988; 12: 964-72.

[3] Grupo de Estudo Internacional para a Doença de Behçet. Critérios para o diagnóstico da doença de Behçet. Lancet 1990 :335 : 1078-80.

[4] Raglianti V, Rossi GM, Vaglio A. fibrose retroperitoneal idiopática: uma atualização para nefrologistas. Nephrol Dial Transpl 2020; 36: 1773-81

[5] Arnaud L, Haroche J, Piette J.C, Amoura Z. Arterite de Takayasu: atualização de uma série de 82 pacientes num único centro. La Revue de médecine interne 2010 ; 31 :208-215.

[6] Thomas Quéméneur, Éric Hachulla, Marc Lambert, Maryse Perez-Cousin, Viviane Queyrel, David Launay, Sandrine Morell-Dubois, Pierre-Yves Hatron. Doença de Takayasu. Presse Med 2006; 35: 847-56.

[7] Wechsler B, Dul T, Kieffer E. Cardiovascular manifestations of Behçet's disease. Ann MedInterne1999; 150: 542-54.

[8] Wechsler B, Asli B, Le Thi Houng Du et al. Envolvimento da aorta e doença de Behçet. JMV 2008; 12: 084.

[9] Cormier JM, Cormier F, Laridon D, Vuong PN. Doença de Horton e aneurisma da aorta: coincidência ou associação? Cinco observações. J Mal Vasc 2000; 25: 92-7.

[10] Sharma S, Rajani M, Talwar KK. A morfologia angiográfica na aortoarterite inespecífica (arterite de Takayasu): um estudo de 126 pacientes do norte da Índia. Cardiovasc Intervent Radiol 1992;15: 160-5.

[11] Park MC, Lee SW, Park YB, Chung NS, Lee SK. Caraterísticas clínicas e resultados da arterite de Takayasu: análise de 108 pacientes utilizando critérios padronizados para o diagnóstico, avaliação da atividade e classificação angiográfica. Scand J Rheumatol 2005; 34: 284-92.

[12] Mwipatayi BP, Jeffery PC, BeningfieldSJ, Matley PJ, Naidoo NG, Kalla AA, et al. Takayasu arteritis: clinical features and management: report of272 cases. ANZ J Surg 2005; 75: 110-7.

[13] Lupi-Herrera E, Sanchez-Torres G, Marcushamer J, Mispireta J, HorwitzS, Vela JE. Arterite de Takayasu. Estudo clínico de 107 casos. Am Heart J 1977; 93: 94-103.

[14] Fiessinger JN, Paul JF.Aortite. Rev Prat 2002; 52: 1094-9.

[15] Vanoli M, Daina E, Salvarani C, Sabbadini MG, Rossi C, Bacchiani G, et al. Takayasu's arteritis: a study of 104 Italian patients. Arthritis Rheum 2005; 53: 100-7.

[16] Cakar N, Yalcinkaya F, Duzova A, Caliskan S, Sirin A, Oner A, et al. Takayasu arteritis in children. J Rheumatol 2008; 35: 913-9.

[17] Arend WP, Michel BA, Bloch DA, Hunder GG, Calabrese LH, Edworthy SM, et al. The American College of Rheumatology 1990

criteriafor the classification of Takayasu arteritis. Arthritis Rheum 1990; 33: 1129-34.

[18] Hall S, Barr W, Lie JT, Stanson AW, Kazmier FJ, Hunder GG. Arterite de Takayasu. Um estudo de 32 pacientes norte-americanos. Medicine (Baltimore). 1985; 64:89-99.

[19] Ko GY, Byun JY, Choi BG, Cho SH. As manifestações vasculares da doença de Behçet: achados angiográficos e de TC. Br J Radiol 2000; 73: 1270-4.

[20] Besbas N, Ozyurek E, Balkanci F et al. Doença de Behçet com envolvimento arterial grave numa criança. Clin Rheumatol 2002, 21(2): 176-179.

[21] Marie Bossert, Clément Prati, Jean-Charles Balblanc, Anne Lohse, Daniel Wendling. Envolvimento da aorta na doença de Horton: aspectos actuais. Sociedade Francesa de Reumatologia. Elsevier Masson SAS. 2010.08.004.

[22] Le Tourneau T, Millaire A, Asseman P, De Groote P, Théry C, Ducloux G. Aortite de Horton. Ann Med Interne 1996; 147: 361-8.

[23] Evans JM, O'Fallon WM, Hunder GG. Aumento da incidência de aneurisma e dissecção da aorta na arterite de células gigantes (temporal). Um estudo de base populacional. Ann Intern Med 1995; 122: 502-7.

[24] Wissem Ellouze. Revascularização da artéria digestiva, indicações, técnicas e resultados. A propos de 17 cas. 2014. Tese de medicina. Faculdade de Medicina de Sfax.

[25] Tristan Mirault, Joseph Emmerich. Doença de Takayasu. Como a tratar? Presse Med. 2012; 41: 975-985.

[26] Wechsler B, Le Thi Huong DU. Doença de Behçet. La revue du praticien (Paris) 1996, 46 p 1316-22.

[27] Lina Benabdellaoui Envolvimento arterial na doença de Behçet. Tese de medicina. Faculdade de Medicina de Sfax 2010.

[28] Sakane T, Takeno M, Inaba G. Doença de Behçet. N Engl J Med 1999; 341(17): 1284 -91.

[29] Charles Masson. Abordagem terapêutica da vasculite de células gigantes (doença de Horton). Sociedade Francesa de Reumatologia. Elsevier Masson SAS. 2011.

[30] Marie I, Proux A, Duhaut P, Primard E, Lahaxe L, Girszyn N et al. Long-term follow-up of aortic involvement in giant cell arteritis: a series of 48 patients. Medicine 2009; 88(3): 182-92.

[31] Raninen RO, Pamilo MS, Leirisalo-Repo KT, Hekali PE. Avaliação da patência do enxerto com ultrassonografia Doppler a cores após cirurgia de bypass na arterite de Takayasu: um método de imagem direta do lúmen com fluxo de cor. Eur J 1998; 16: 525-9.

[32] Lefebvre C, Rance A, Paul JF et al. The role of B-mode ultrasonography and electron beam computed tomography in evaluation of Takayasu's arteritis: a study of 43 patients. Semin Arthritis Rheum 2000; 30: 25-32.

[33] Aluquin P, Albano SA, Chan F, Sandborg C, Pitlick PT. A ressonância magnética no diagnóstico e acompanhamento da arterite de Takayasu em crianças. Ann Rheum Dis 2002; 61: 526-9.

[34] Hoffman GS, Ahmed AE. Surrogate markers of disease activity in patients with takayasu arteritis. Um relatório preliminar da rede

internacional para o estudo das vasculites sistémicas (inssys). Int J Cardiol 1998; 66 (Suppl. 1): S191-4.

[35] Arnaud L, Haroche J, Gambotti L, Limal N, Cacoub P, Le-Thi-Huong Boutin D, et al. Doença de Takayasu: estudo retrospetivo monocêntrico de 82 casos. Rev Med Interne 2006; 27(Suppl. 3): S327-8.

[36] Hoffman GS. Takayasu arteritis: lessons from the American National Institutes of Health experience. Int J Cardiol 1996;(Suppl. 54): S99-102.

[37] Hamza M, Ayed K, Zribi A. Behçet's disease. Les manifestations systémiques ; Khan MF, Peltier AP, Ed Flammarion 1991, P 917-947.

[38] Hamzaoui K, Kesraoui A. Immunology of Behçet's disease. Tunisie Med 1990, 68 n° 2, 101-104.

[39] Evans JM, Hunder GG. As implicações do reconhecimento do envolvimento de grandes vasos em doentes idosos com arterite de células gigantes. Curr Opin Rheumatol 1997; 9: 37-40.

[40] Sun Y, Yip PK, Jeng JS, Hwang BS, Lin WH. Estudo ultrassonográfico e acompanhamento a longo prazo da arterite de Takayasu. Stroke 1996; 27: 2178-82.

[41] Thony F, Ferretti G, Sengel C et al. Imaging the abdominal aorta. EMC, Radiodiagnostic-Coeur- poumon, 32-210-C60, 2001, 18 p.

[42] Attlan, Helenon O, Moreau J.F. Sonographic exploration: abdominal aorta. Manuel d'ultrasonologie générale de l'adulte. Masson 1993: 192-193.

[43] Schmidt WA, Kraft H, Vorpahl K, Volker L, Gromnica-Ihle EJ. Ultrassonografia duplex a cores no diagnóstico de arterite temporal. N Engl J Med 1997; 337: 1336-42.

[44] Schmidt WA, Kraft H, Borkowski A, Gromnica-Ihle EJ. Ultrassonografia duplex a cores na arterite de células gigantes de grandes vasos. Scand J Rheumatol 1999; 28: 374-6

[45] Lauwerys BR, Puttemans T, Houssiau FA, Devogelaer JP. Ecografia com Doppler a cores das artérias temporais na arterite de células gigantes e polimialgia reumática. J Rheumatol 1997; 24: 1570-4.

[46] Salvarini C, Silingardi M, Ghirarduzzi A, Lo Scocco G, Macchioni P, Bajocchi G, et al. Is duplex ultrasonography useful for the diagnosis of giant-cell arteritis ? Ann Intern Med 2002; 137: 232-8.

[47] Christian Agard, Luis said, Thierry Ponge, Jérome Connault, Aghathe Masseau, Marc Antoine pistorius. Frequência do envolvimento da aorta abdominal no diagnóstico da doença de Horton: um estudo de 20 pacientes por ultrassom Doppler e angiografia por TC. La presse médicale 2009; 38 :11-19.

[48] Baretto SN, Oliveira GH, Michet CJ Jr, Nyman MA, Edwards WD, Kullo IJ. Múltiplas complicações cardiovasculares num paciente com policondrite relpante. Mayo Clin Proc 2002; 77: 971-4.

[49] Naouli H, Zrihni Y, Jiber H, Bouarhroum A. Aneurisma da aorta abdominal revelando a doença de Behçet. Jornal de doenças vasculares 2014; 39 (6): 434-438.

[50] Mleyhi S, Ghédira F, Ziadi J, Gara Ali B, Ben Gorbel I, Kaouel K, Ben Mrad M, Denguir R, Kalfat T, Khayati A. Aneurisma da aorta abdominal subrenal roto inaugurado por doença de Takayasu num homem de 39 anos. Jornal de Doenças Vasculares 2013; 38: 373-376.

[51] Chung JW, Kim HC, Choi YH, Kim SJ, Lee W, Park JH. Padrões de envolvimento da aorta na arterite de Takayasu e suas implicações clínicas: avaliação com angiografia por tomografia computadorizada em espiral. J Vasc Surg 2007; 45: 906-14.

[52] Salim Chaabouni. Imagiologia da patologia aórtica adquirida: cerca de 120 casos. Tese de medicina ano 2012. Faculdade de Medicina de Sfax.

[53] Navellou J-C, Gil H, Meaux-Ruault N, Magy N, Kantelip B, Dupond J. Thoracic aortic involvement in Horton's disease. A propos de trois cas. Rev Med interne 2004 ;25 :1416.

[54] Tso E, Flamm SD, White RD, Schvartzman PR, Mascha E, Hoffman GS. Arterite de Takayasu: utilidade e limitações do diagnóstico e tratamento por ressonância magnética. Arthritis Rheum 2002; 46: 1634-42.

[55] Pipitone N, Versari A, Salvarani C. Role of imaging studies in the diagnosis and follow-up of large-vessel vasculitis: an update. Rheumatology 2008; 47: 403-8.

[56] Henes JC, Müller M, Krieger J, et al. [18F] FDG-PET/CT como um método de imagem novo e sensível para o diagnóstico de vasculite de grandes vasos. Clin Exp Rheumato 2008; 26: S47-52.

[57] Scheel AK, Meller J, Vosshenrich R, et al. Diagnosis and follow up of aortitis in the elderly. Ann Rheum Dis 2004; 63: 1507-10.

[58] Kobayashi Y, Ishii K, Oda K, Nariai T, Tanaka Y, Ishiwata K, et al. Aortic wall inflammation due to Takayasu arteritis imaged with 18F-

FDG PET coregistered with enhanced CT. J Nucl Med 2005; 46: 917-22.

[59] Liozon E, Monteil J. Place de la tomographie par émission de positons (TEP) au 18F FDG dans l'exploration des vascularites. Medecine Nucl 2008; 32: 511-22.

[60] Blockmans D. The use of (18F)fluoro-deoxyglucose positron emission tomography in the assessment of large vessel vasculitis. Clin Exp Rheumatol 2003; 21: S15-22.

[61] Mukhtyar C, Guillevin L, Cid MC, et al. Recomendações da EULAR para a gestão da vasculite de grandes vasos. Ann Rheum Dis 2009; 68: 318-23.

[62] Webb M, Chambers A, AL-Nahhas A, Mason JC, Maudlin L, Rahman L et al. The role of 18F-FDGPET in characterising disease activity in Takayasu arteritis. Eur J Nucl Med Mol Imaging 2004; 31:627-34.

[63] Henes JC, Müller M, Krieger J, et al. [18F] FDG-PET/CT como um método de imagem novo e sensível para o diagnóstico de vasculite de grandes vasos. Clin Exp Rheumato 2008 ; 26: S47-52.

[64] Blockmans D, Maes A, Stroobants S, et al. New arguments for a vasculitic nature of polymyalgia rheumatica using positron emission tomography. Rheumatology (Oxford) 1999; 38: 444-7.

[65] Walter MA, Melzer RA, Schindler C, et al. The value of [18F] FDG-PET in the diagnosis of large-vessel vasculitis and the assessment of activity and extent of disease. Eur J Nucl Med Mol Imaging 2005; 32: 674-81.

[66] de Leeuw K, Bijl M, Jager PL. Valor adicional da tomografia por emissão de positrões no diagnóstico e acompanhamento de doentes com vasculite de grandes vasos. Clin Exp Rheumatol 2004; 22: S21-6.

[67] Evans JM, O'Fallon WM, Hunder GG. Aumento da incidência de aneurisma e dissecção da aorta na arterite de células gigantes (temporal). Um estudo de base populacional. Ann Intern Med 1995; 122(7): 502-7

[68] Liu G, Shupak R, Chiu BK. Dissecção da aorta na arterite de células gigantes. Semin Arthritis Rheum 1995; 25: 160-71.

[69] Blétry O, Aimé P, Degoulet J, Cosserat J, Piette A, Bécour B. Validação de novos critérios de diagnóstico para a arterite de Takayasu. Rev Med Interne 1995; 16: 70.

[70] Sharma BK, Jain S, Suri S, Numano F. Diagnostic criteria for Takayasu arteritis. Int J Cardiol 1996; Suppl. 54: S141-7.

[71] Kerr GS, Hallahan CW, Giordano J, Leavitt RY, Fauci AS, Rottem M, et al. Takayasu arteritis. Ann Intern Med 1994; 120: 919-29.

[72] Gene G. Hunder, Daniel A. Bloch, Beat A. Michel, Mary Betty Stevens, William P. Arend. The American College Of Rheumatology 1990 Criteria For The Classification Of Giant Cell Arteritis. Arthritis and Rheumatism, Vol. 33, No. 8 (agosto de 1990).

[73] Vignes S, Vidailhet M, Dormont D et al. Pseudotumoral presentation of Neuro-Behçet: role of Colchicine discontinuation, Rev Med Interne 1998; 19: 55-9.

[74] Hatemi G, Silman A, Bang D et al. Management of Behcet's disease: a systematic literature review for the EULAR evidence-based

recommendations for the management of Behcet's disease. Ann Rheum Dis 2008; 67: 1656-62.

[75] Huong DLT, Wechsler B, Papo T et al. Arterial lesions in Behcet's disease. J Rheumatol 1995; 22: 2103-13.

[76] Calamia KT, Schirmer M, Melikoglu et al. Major vessel involvement in Behçet disease. Curr Opin Rheumatol 17: 1-8. 2004.

[77] Liang P, Hoffman GS. Avanços no tratamento médico e cirúrgico da arterite de Takayasu. Curr Opin Rheumatol 2005; 17: 16-24.

[78] Kieffer E. Chirurgie des anévrysmes de l'aorte abdominale sous-rénale : techniques chirurgicales. EMC (Elsevier SAS Paris), Techniques chirurgicales-Chirurgie vasculaire-43-154-B, 2005.

[79] Maksimowicz-McKinnon K, Clark TM, Hoffman GS. Limitações da terapia e um prognóstico reservado numa coorte americana de doentes com arterite de Takayasu. Arthritis Rheum 2007; 56: 1000-9.

[80] Hoffman GS, Leavitt RY, Kerr GS, Rottem M, Sneller MC, Fauci AS. Tratamento da arterite de Takayasu resistente aos glucocorticóides ou recidivante com metotrexato. Arthritis Rheum 1994; 37: 578-82.

[81] Hoffman GS, Merkel PA, Brasington RD, Lenschow DJ, Liang P. Anti-tumor necrosis fator therapy in patients with difficult to treat Takayasu arteritis. Arthritis Rheum 2004; 50: 2296-304.

[82] Sakuma K, Akimoto H, Yokoyama H, et al. Substituição de homoenxerto aórtico criopreservado em 3 pacientes com doença vascular inflamatória não infecciosa. J Thorac Cardiovasc Surg 2001; 49: 652-5.

[83] JB Ricco, C. Sessa. Abordagens da aorta abdominal e da artéria ilíaca. Elsevier Masson SAS 2011. 43-034-A

[84] Todd GJ, De Rose JR. Tratamento retroperitoneal de aneurismas inflamatórios da aorta. Ann Chir Vasc 1995; 9: 525-34.

[85] Fabiani JN, Saliou C. Aneurysms of the subrenal abdominal aorta. EMC (Elsevier, Paris), Cardiologie-Angéiologie, 11-645-A-10, 1997, 14p.

[86] Iscan ZH, Vural KM, Bayazit M. Compelling nature of arterial manifestations in Behçet disease. J Vasc Surg 2005; 41: 53-8.

[87] J. Gaudrica, M. Dennerya, C. Jouhanneta, N. Kagana, D. Saadounb, L. Chichea, F. Koskas. Tratamento cirúrgico das doenças inflamatórias da aorta. Sociedade Nacional Francesa de Medicina Interna (SNFMI). Publicado por Elsevier Masson SAS 2016.

[88] J.P. Becquemin, M. Kirsch, L. Canaud, H. Kobeiter. Cirurgia do arco aórtico: convencional, endoluminal ou híbrida? Uma estratégia à la carte. Revues générales Vasculaire. 2010/10/122.

[89] Kieffer E, Chiche L, Bertal A, Koskas F, Bahnini A, Bla Try O, et al. Aneurisma da aorta torácica descendente e toraco-abdominal em pacientes com doença de Takayasu. Ann Vasc Surg 2004; 18: 505-13.

[90] Kieffer E, Chiche L, Bertal A, Koskas F, Bahnini A, Blã Try O, et al. Aneurisma da aorta torácica descendente e toracoabdominal em pacientes com doença de Takayasu. Ann Vasc Surg 2004; 18: 505-13

[91] Tada Y, Sato O, Ohshima A, Miyata T, Shindo S. Tratamento cirúrgico da arterite de Takayasu. Heart Vessels Suppl 1992; 7: 159-67.

[92] Nobuhiro Umehara, Satoshi Saito, Hikaru Ishii, Shigeyuki Aomi e Hiromi Kurosawa. Rutura de Aneurisma da Aorta Toracoabdominal Associado à Doença de Behçet. Ann Thorac Surg 2007; 84: 1394-6.

[93] Chang-Wei Liu, Wei Ye, Bao Liu, Rong Zeng, Weiwei Wu e Michael D. Dake, Pequim, China; e Stanford, Califórnia. Endovascular treatment of aortic pseudoaneurysm in Behçet disease (Tratamento endovascular do pseudoaneurisma da aorta na doença de Behçet). J Vasc Surg 2009; 50: 1025-30

[94] Inoue K, Hosokawa H, Iwase T et al. Reconstrução do arco aórtico por endoprótese ramificada endovascular colocada transluminalmente. Circulation, 1999; 100: 316-321.

[95] Tuzun H, Seyahi E, Arslan C, Hamuryudan V, Besirli K, Yazici H. Managementand prognosis of nonpulmonary large arterial disease in patients with Behçet disease. J Vasc Surg 2012; 55: 157-63.

[96] Francis Pesteil, Alessandro Piccardo, Jérémy Tricard, François Bertin, Aurélien Descazeaud, Marc Laskar, Philippe Lacroix. Aneurismas inflamatórios: o tratamento endovascular é racional? Jornal da Sociedade Francesa de Cirurgia Torácica e Cardiovascular junho de 2016.

[97] Cloatre G, HDA A, Hajji A, Moulay A. Vascular manifestations of Behçet's disease. Médecine et armées 1991, 19, 4, p 199-202.

[98] Kim Y-W, Kim D-I, Park YJ, Yang S-S, Lee G-Y, Kim D-K, et al. Bypass cirúrgico vs tratamento endovascular para pacientes com doença oclusiva arterial supra-aórtica devido a arterite de Takayasu. J Vasc Surg 2012; 55: 693-700.

[99] Kwon TW, Park SJ, Kim HK, Yoon HK, Kim GE, Yu B. Resultado do tratamento cirúrgico do aneurisma da aorta abdominal na doença de Behçet. Eur J Vasc Endovasc Surg 2008; 35: 173-80.

[100] Sartipy F, Lindström D, Gillgren P, Ternhag A. O papel da procalcitonina na síndrome pós-implante após EVAR: um estudo piloto. Ann Vasc Surg 2014; 28 (4): 866-73.

[101] Hechelhammer L, Wildermuth S, Lachat ML, Pfammatter T. Endovascular repair of inflammatory abdominal aneurysm: a retrospective analysis of CT follow-up. J Vasc Interv Radiol. 2005; 16(5):737-41.

[102] Tuzun H, Seyahi E, Arslan C, Hamuryudan V, Besirli K, Yazici H. Manejo e prognóstico da doença arterial de grande porte não pulmonar em pacientes com doença de Behçet. J Vasc Surg 2012; 55: 157-63.

[103] T.-W. Kwon, S.-J. Park, H.-K. Kim, H.-K. Yoon, G.-E. Kim e B. Yu. Surgical Treatment Result of Abdominal Aortic Aneurysm in Behc‚et's Disease. Eur J Vasc Endovasc Surg 35, 173-180 (2008) doi:10.1016/j.ejvs.2007.08.013

[104] Bastounis E, Papalambros E, Mermingas V, Maltezos CH, Diamantis T, Balas P. Secondary aortoduodenal fistulae. J Cardiovasc Surg 1997; 38: 457-564.

[105] H. Z. Iscan, M. K. Gol, N. Erdol, L. K. Yildiz, M. Bayazit and O. Tasdemir. Behçet's Aortitis - a Case Report: False Aneurysm Rupture and Aortico-duodenal Fistula. EJVES Extra 1, 21-23 (2001).

[106] Isobe M. Takayasu arteritis revisited: current diagnosis and treatment. Int J Cardiol 2013; 168: 3-10.

[107] Paravastu SCV, Ghosh J, Murray D, Farquharson FG, Serracino-Inglott F, Walker MG. Uma revisão sistemática da reparação aberta versus endovascular de aneurismas inflamatórios da aorta abdominal. Eur J Vasc Endovasc Surg 2009; 38(3): 291-7.

[108] Puchner S, Bucek RA, Loewe C et al. Endovascular repair of inflammatory aortic aneurysms: long-term results. AJR. 2006; 186(4): 1144-7.

[109] Van Bommel EFH, Van der Veer SJ, Hendrikksz, Bleumink GS. Peri-aortite crónica persistente (aneurisma inflamatório) após reparação de aneurisma da aorta abdominal: revisão sistemática da literatura. Vasc Med 2008 ; 13: 293-303.

More
Books!

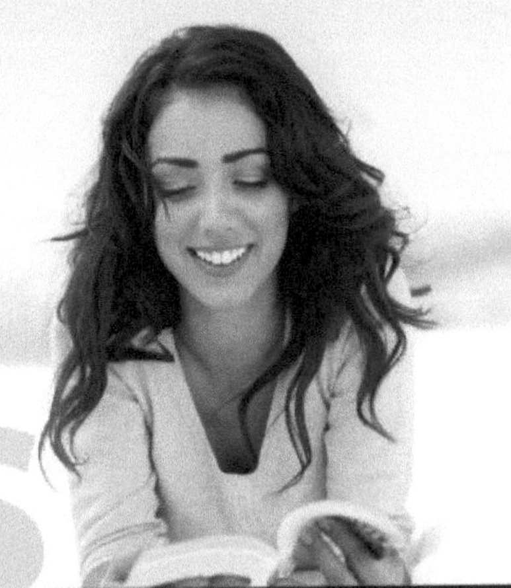

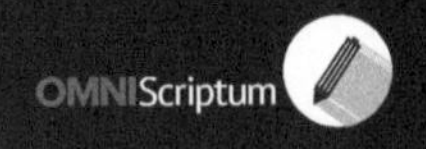

info@omniscriptum.com
www.omniscriptum.com
OMNIScriptum

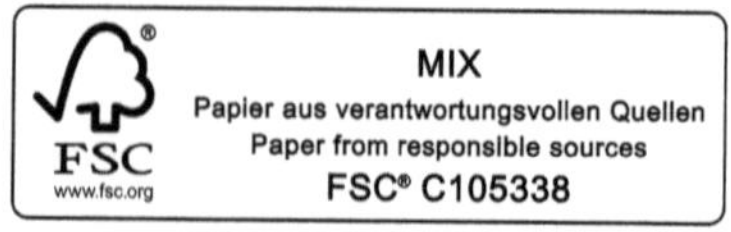

Printed by Books on Demand GmbH, Norderstedt / Germany